肛瘘标准数据集
（2023 版）

主编　王　琛　曹永清　曾宪东

上海科学技术出版社

图书在版编目（CIP）数据

肛瘘标准数据集：2023版 / 王琛，曹永清，曾宪东
主编. -- 上海：上海科学技术出版社，2023.11
ISBN 978-7-5478-6370-1

Ⅰ．①肛… Ⅱ．①王… ②曹… ③曾… Ⅲ．①肛瘘—
标准—数据集 Ⅳ．①R657.1-65

中国国家版本馆CIP数据核字(2023)第201917号

肛瘘标准数据集（2023 版）

主编　王　琛　曹永清　曾宪东

上海世纪出版（集团）有限公司
上 海 科 学 技 术 出 版 社 出版、发行
（上海市闵行区号景路 159 弄 A 座 9F－10F）
邮政编码 201101　　www.sstp.cn
上海展强印刷有限公司印刷
开本 787×1092　1/16　印张 10
字数 130 千字
2023 年 11 月第 1 版　2023 年 11 月第 1 次印刷
ISBN 978－7－5478－6370－1/R·2864
定价：98.00 元

内 容 提 要

本书将分散于医疗机构内不同信息系统的临床诊疗数据信息通过采集、清洗、存储、整合等步骤集成云端数据中心，利用自然语言归一、结构化处理等先进机器学习和人工智能技术，对信息数据以患者为维度进行规范集成、深度挖掘、多场景应用，最终形成标准数据集。全书分别介绍了肛瘘、克罗恩病肛瘘、婴幼儿肛瘘的患者人口学信息、就诊记录、诊断信息、实验室检查、治疗及随访、常用评估量表等模块的数据收集内容，目的是针对肛瘘的疾病特点，根据数据元和模块集群，建立规范统一的标准基础数据集，形成长期、连续、动态、多源、大规模的专病数据积累，从而为肛瘘疾病（含婴幼儿肛瘘、克罗恩病肛瘘）提供全程数字化管理，同时也将为推动肛瘘数据标准化建设，为肛肠疾病的临床规范化诊疗与多中心研究打下坚实基础。

本书可供肛瘘领域医护工作者及所有参加肛瘘疾病诊治和全程管理人员阅读参考。

编　委　会

前　言

　　肛瘘(anal fistula)属于肛肠良性疾病,是临床常见病、多发病。手术是肛瘘最为有效的治疗方法,术前的全方位诊断评估,术中精准操作,术后有效的治疗、观察与随访,是保证临床疗效的关键。肛瘘患者中常不乏特殊类型者,如克罗恩病肛瘘、婴幼儿肛瘘等,由于诊断治疗难度较大,成为临床疑难疾病。为了提高肛瘘疾病在国内"地域间、学科间、中心间"的同质化诊疗管理水平,亟须构建标准、易用的专病数据库,解决不同区域及不同医疗机构临床数据标准不一致的困难,提高该病的精确诊治。

　　近年来,随着大数据和智慧医疗的兴起,数据平台已被广泛应用于医疗机构的临床科研、数据收集、整理和随访治疗等方面,在医疗行为的信息化管理中发挥重要作用。在我国,肛肠良性疾病领域仍缺少大规模、多中心的专病数据库,虽有少数医疗机构建立单中心的肛瘘数据库,却存在数据库无法数据共享、缺乏统一管理标准等不足,而全国各医疗机构的电子病历系统数据格式也不统一,导致多中心以及全国范围内的数据分析研究难以开展。因此,需要建立规范统一的专病数据库及系统化采集。基于此,我们邀请了临床医学、生物信息学、卫生管理、计算机工程等相关领域专家,根据数据集要求分章节进行撰写。全书内容包括人口学信息、就诊记录、一述五史、体格检查、实验室检查、手术及药物治疗、随访及相关诊断评估量表等。

　　本数据集由上海中医药大学附属龙华医院肛肠科牵头,编写工作得到国内肛肠学界多家学会的大力支持,如世界中医药学会联合会肛肠病专业委员会、中国中西医结合学会大肠肛门病专业委员会、中国民族医药学会肛肠分会、上海市中医药学会肛肠分会、上海市中西医结合学会大肠肛门病专业委员会、上海市医师协会肛肠专业委员会及上海市级医院中医外科专科联盟等。在此,谨向所有参加数据集编写的人员表示衷心的感谢,同时对为此书编写提出宝贵建议和支持的专家及相关工作人员表示诚挚的谢意。由于肛瘘疾病的治疗方法和技术仍在不断更新发展,编制专病数据标准化内容具有极大挑战,本书难免存在不妥和疏漏,恳请业内专家和广大读者不吝指正,以便在今后修订中予以完善。

　　希望本书的出版能为医务人员、医学科研人员、卫生信息人员乃至健康管理领域提供疾病管理的思路和有效指导,从而进一步规范和提升肛瘘疾病的诊治水平,以造福社会,惠泽患者。

本书编委会
2023 年 9 月

目　录

第三部分　婴幼儿肛瘘数据集

附　　表

第一部分

肛瘘数据集

患者人口学信息

模 块 名 称	参 考 标 准		
患者人口学信息	中华人民共和国卫生行业标准 WS 445.10—2014 电子病历基本数据集 第 10 部分：住院病案首页		

序号	数据元名称	值 域	数据类型
1	姓名		文本
2	性别	男，女	文本
3	出生时间	YYYY‐MM‐DD	时间
4	民族	GBT 3304—1991 民族编码	文本
5	婚姻状态	已婚，未婚，其他（　）	文本
6	血型	A，B，O，AB	文本
7	证件类型		文本
8	证件号码		文本
9	教育程度	不详，文盲，小学，初中，高中/中专，大专/大学，研究生及以上	文本
10	职业类型	国家公务员，专业技术人员，职员，企业管理人员，工人，农民，学生，现役军人，自由职业者，个体经营者，无业人员，退（离）休人员，其他（　）	文本

序号	数据元名称	值　域	数据类型
11	出生地		文本
12	现住址		文本
13	电话		文本
14	联系人		文本
15	与患者关系		文本
16	联系人电话		文本
17	发病节气	立春,雨水,惊蛰,春分,清明,谷雨,立夏,小满,芒种,夏至,小暑,大暑,立秋,处暑,白露,秋分,寒露,霜降,立冬,小雪,大雪,冬至,小寒,大寒	文本

就 诊 记 录

模 块 名 称		参 考 标 准	
就诊记录		中华人民共和国卫生行业标准 WS 445.10—2014 电子病历基本数据集 第 10 部分：住院病案首页	

序号	数 据 元 名 称		值 域	数据类型
1	病案首页	住院号		文本
2		入院时间	YYYY－MM－DD	时间
3		就诊类型	门诊,急诊,住院	文本
4		出院时间	YYYY－MM－DD	时间
5		住院天数(天)		数值
6		住院费用(元)		数值
7		转归	治愈,好转,不变,恶化,死亡	文本
8		转归时间	YYYY－MM－DD	时间
9	门/急诊记录	门诊号		文本
10		就诊时间	YYYY－MM－DD	时间

现 病 史

模 块 名 称	参 考 标 准
现病史	中华人民共和国卫生行业标准 WS 445.12—2014 电子病历基本数据集 第 12 部分：入院记录。 病历书写基本规范(2010 版)。 肛瘘诊治中国专家共识(2020 版)

序号	数据元名称		值　域	数据类型
1	起病时间		YYYY‐MM‐DD	时间
2	肛周局部症状	肛周溃脓	有,无	文本
3		肿块	有,无	文本
4		瘙痒	有,无	文本
5		疼痛	有,无	文本
6	伴随症状		消瘦,低热,贫血,便血,腹痛,腹泻,排尿不畅,肛门坠胀,其他(　)	文本
7	发病诱因		腹泻,便秘,嗜食辛辣,烟酒,劳累,其他(　)	文本
8	是否药物治疗		是,否	文本
9	药物名称			文本

序号	数 据 元 名 称	值　域	数据类型
10	是否手术治疗	是,否	文本
11	手术名称		文本
12	手术时间	YYYY-MM-DD	时间
13	手术就诊类型	门诊,急诊,住院	文本

既 往 史

模 块 名 称	参 考 标 准		
既往史	中华人民共和国卫生行业标准 WS 445.12—2014 电子病历基本数据集 第 12 部分：入院记录。病历书写基本规范(2010 版)		
序号	数据元名称	值 域	数据类型
1	既往疾病	无,有　若有,请描述_____	文本
2	结核病病史	是,否	文本
3	结核病规范治疗	是,否	文本
4	抗结核药物名称		文本
5	传染病病史	是,否	文本
6	传染病名称		文本
7	药物过敏史	是,否	文本
8	过敏药物名称		文本
9	既往手术史	无,有　如有多次,请依次描述_____	文本
10	手术名称		文本
11	手术时间	YYYY - MM - DD	时间

五

个 人 史

	模 块 名 称		参 考 标 准
	个人史		中华人民共和国卫生行业标准 WS 445.12—2014 电子病历基本数据集 第 12 部分：入院记录。 病历书写基本规范（2010 版）

序号		数 据 元 名 称		值 域	数据类型
1	吸烟暴露史	是否吸烟[1]		从未吸烟,偶尔吸烟,经常吸烟,曾经吸烟	文本
2		（若经常吸烟）吸烟状况	烟龄(年)		数值
3			日吸烟量（支/天）		数值
4		（若曾经吸烟）吸烟状况	戒烟时间	YYYY-MM-DD	时间
5	饮酒暴露史	是否饮酒[2]		从未饮酒,饮酒,曾经饮酒	文本
6		（若饮酒）饮酒状况	饮酒年数(年)		数值
7			日饮酒量（ml/d）		数值
8		（若曾经饮酒）饮酒状况	戒酒时间	YYYY-MM-DD	时间
9	饮食习惯	嗜食辛辣刺激食物		是,否	文本
10		嗜食肥甘厚腻食物		是,否	文本

序号	数 据 元 名 称		值　域	数据类型
11	旅居史			文本
12	生育史			文本
13	月经史	初潮（岁）		数值
14		周期（天）		数值
15		经期（天）		数值
16		绝经	是，否	文本
17		上次月经时间	YYYY‐MM‐DD	时间
18	家族史			文本

[1] 吸烟者的标准定义：一生中连续或累积吸烟 6 个月或以上者。
[2] 饮酒定义。
饮酒者：不论白酒、啤酒、葡萄酒或黄酒等，连续 6 个月平均每周饮用 1 次及以上即为饮酒。
不饮酒：逢年过节才饮 1 次者为不饮酒，戒酒 1 年以上者为不饮酒。

体 格 检 查

模 块 名 称	参 考 标 准
体格检查	中华人民共和国卫生行业标准 WS 445.12—2014 电子病历基本数据集 第 12 部分：入院记录。 病历书写基本规范(2010 版)。 肛瘘诊治中国专家共识(2020 版)

序号	数据元名称	值 域	数据类型
1	检查时间	YYYY - MM - DD	时间
2	体温(℃)		数值
3	心率(次/分)		数值
4	呼吸(次/分)		数值
5	血压(mmHg)		数值
6	身高(cm)		数值
7	体重(kg)		数值
8	身体质量指数 BMI		数值
9	检查体位	截石位，膝胸位，其他( )	文本

序号	数据元名称		值 域	数据类型
10	视诊	肛门位置	正常,移位	文本
11		肛门形态	正常,变形,缺如,闭锁,松弛,其他( )	文本
12		肛周皮肤	红肿,丘疹,红斑,糜烂,抓痕,瘢痕,其他( )	文本
13		外口	无,有 如有多个外口,请依次填写	文本
14		外口形状		文本
15		外口数目(个)		数值
16		外口点位	1～12点位	文本
17		外口距离肛门长度(cm)		数值
18		分泌物	无分泌物,血液,脓液,脓血,黏液,粪水,其他( )	文本
19		黏膜颜色	正常,苍白,充血,糜烂,其他( )	文本
20		黏膜形态	平整,隆起,凹陷,溃口,其他( )	文本
21	触诊	肛周	正常,触痛,波动感,条索状,结块,其他( )	文本
22	指诊	直肠下端	正常,触痛,波动感,条索状,硬结,其他( )	文本
23		内口	无,有 如有多个内口,请依次填写	文本
24		内口位置	肛缘外,齿线以上,齿线以下,齿线处,其他( )	文本
25		内口点位	1～12点位	文本
26		内口数目(个)		数值
27		内口质地	正常,变硬,其他( )	文本
28		肛管直肠环	正常,变硬,其他( )	文本
29		指套	无分泌物,血液,脓液,脓血,黏液,粪水,其他( )	文本
30		肛门收缩力	正常,降低,高压,无收缩反应,其他( )	文本

诊 断 信 息

模 块 名 称	参 考 标 准
诊断信息	国际疾病分类（ICD－10）。 中医 TCD 编码。 国家中医药管理局行业诊疗标准。 中华中医药学会肛肠分会诊断标准

序号	数据元名称		值 域	数据类型
1	就诊类型		门诊，住院	文本
2	就诊时间		YYYY－MM－DD	时间
3	西医诊断	西医名称	肛瘘，低位肛瘘，高位肛瘘，复杂性肛瘘，结核性肛瘘，其他（　）	文本
4		ICD 编码	K60.300，K60.302，K60.301，K60.303，A18.306＋，其他（　）	文本
5		Parks 分类	括约肌间瘘，经括约肌瘘，括约肌上瘘，括约肌外瘘	文本
6	中医诊断	中医名称	肛漏病	文本
7		TCD 编码	BWG050	文本
8		中医证候	湿热下注证，正虚邪恋证，阴液亏虚证	文本
9		分类	低位单纯性肛瘘，低位复杂性肛瘘，高位单纯性肛瘘，高位复杂性肛瘘	文本

实验室检查

模 块 名 称	参 考 标 准
实验室检查	中华人民共和国卫生行业标准 WS 445.4—2014 电子病历基本数据集 第 4 部分：检查检验记录。 检查方法与项目遵循 LOINC 标准

序号	数 据 元 名 称		值 域	数据类型
1	就诊时间		YYYY－MM－DD	时间
2	就诊类型		门诊,急诊,住院	文本
3	鉴别诊断检查	结核分枝杆菌 IgG 抗体		文本
4		粪钙卫蛋白(μg/g)		数值
5		红细胞沉降率(mm/h)		数值
6		结核杆菌感染 T 细胞斑点试验 T-SPOT		文本
7	送检时间		YYYY－MM－DD	时间
8	血常规	白细胞计数(10^9/L)		数值
9		红细胞计数(10^{12}/L)		数值

序号	数 据 元 名 称	值 域	数据类型
10	血红蛋白(g/L)		数值
11	血小板计数(10^9/L)		数值
12	平均红细胞体积(fl)		数值
13	红细胞分布宽度变异系数		数值
14	红细胞压积(%)		数值
15	红细胞分布宽度标准差		数值
16	淋巴细胞百分率(%)		数值
17	单核细胞百分率(%)		数值
18	中性粒细胞百分率(%)		数值
19	嗜酸细胞百分率(%)		数值
20 血常规	嗜碱细胞百分率(%)		数值
21	淋巴细胞绝对值(10^9/L)		数值
22	单核细胞绝对值(10^9/L)		数值
23	中性粒细胞绝对值(10^9/L)		数值
24	嗜酸细胞绝对值(10^9/L)		数值
25	嗜碱细胞绝对值(10^9/L)		数值
26	大型血小板比率(%)		数值
27	血小板压积(%)		数值
28	血小板平均体积(fl)		数值
29	血小板分布宽度		数值
30	C反应蛋白(mg/L)		数值

序号	数据元名称		值　　域	数据类型
31		送检时间	YYYY‑MM‑DD	时间
32		谷丙转氨酶(U/L)		数值
33		谷草转氨酶(U/L)		数值
34		总蛋白(g/L)		数值
35		白蛋白(g/L)		数值
36		球蛋白(g/L)		数值
37		前白蛋白(g/L)		数值
38		γ谷氨酰转肽酶(U/L)		数值
39	肝肾功能	总胆汁酸(μmol/L)		数值
40		总胆红素(μmol/L)		数值
41		直接胆红素(μmol/L)		数值
42		间接胆红素(μmol/L)		数值
43		尿素(mmol/L)		数值
44		肌酐(μmol/L)		数值
45		尿酸(μmol/L)		数值
46		葡萄糖(mmol/L)		数值
47		送检时间	YYYY‑MM‑DD	时间
48		钾(mmol/L)		数值
49	电解质	钠(mmol/L)		数值
50		氯(mmol/L)		数值
51		钙(mmol/L)		数值

序号	数据元名称		值　域	数据类型
52	电解质	磷（mmol/L）		数值
53		镁（mmol/L）		数值
54		总二氧化碳（mmol/L）		数值
55		送检时间	YYYY-MM-DD	时间
56	出凝血检查	纤维蛋白原（g/L）		数值
57		部分凝血酶原时间（s）		数值
58		凝血酶原时间（s）		数值
59		凝血酶原活动度（%）		数值
60		国际标准化比值		数值
61		凝血酶时间（s）		数值
62		D-二聚体（mg/L）		数值
63		纤维蛋白（原）降解产物（mg/L）		数值
64		送检时间	YYYY-MM-DD	时间
65	肿瘤指标	癌胚抗原 CEA（μg/L）		数值
66		CA153（10^3 U/L）		数值
67		CA125（kU/L）		数值
68		CA199（kU/L）		数值
69		CA50（μg/L）		数值
70		CA724（μg/L）		数值
71		CA242（10^3 IU/L）		数值
72		甲胎蛋白 AFP（μg/L）		数值

序号	数据元名称		值域	数据类型
73	肿瘤指标	NSE(μg/L)		数值
74		CYFRA21-1(μg/L)		数值
75		送检时间	YYYY-MM-DD	时间
76	尿常规	尿微量白蛋白(mg)		数值
77		尿肌酐(μmol/kg·d)		数值
78		尿液颜色		文本
79		管型		文本
80		沉渣红细胞(/HP)		数值
81		沉渣白细胞(/HP)		数值
82		上皮细胞(/HP)		数值
83		结晶		文本
84		真菌		文本
85		葡萄糖(mmol/L)		数值
86		蛋白质(mg/d)		数值
87		胆红素(μmol/L)		数值
88		尿胆原		文本
89		pH		数值
90		比重		数值
91		隐血		文本
92		酮体		文本
93		亚硝酸盐		文本

序号	数据元名称		值 域	数据类型
94	尿常规	电导率		数值
95		送检时间	YYYY - MM - DD	时间
96		大便颜色		文本
97		吞噬细胞(/HP)		数值
98		寄生虫卵		文本
99	粪常规	粪便转铁蛋白		文本
100		隐血		文本
101		镜检白细胞(/HP)		数值
102		镜检红细胞(/HP)		数值
103		送检时间	YYYY - MM - DD	时间
104		乙肝表面抗原		文本
105		丙肝抗体		文本
106	传染指标	梅毒螺旋体抗体		文本
107		HIV抗体		文本
108		送检时间	YYYY - MM - DD	时间
109		脓培养		文本
110		送检时间	YYYY - MM - DD	时间

消化内镜检查

模 块 名 称			参 考 标 准	
消化内镜检查			肛瘘诊治中国专家共识(2020版)	
序号	数 据 元 名 称		值 域	数据类型
1		检查时间	YYYY-MM-DD	时间
2		插镜情况	顺利,稍困难,困难,其他( )	文本
3		送达部位	回肠末段,盲肠,升结肠,横结肠,降结肠,其他( )	文本
4		部位	肛管,直肠,乙状结肠,降结肠,脾曲,横结肠,肝曲,升结肠,盲肠,回肠末段,回盲瓣	文本
5		黏膜	光滑,隆起,充血,水肿,其他( )	文本
6	肠镜	血管纹理	清晰,不显,粗糙,紊乱,其他( )	文本
7		溃疡	无,有	文本
8		糜烂	无,有	文本
9		出血	无,有	文本
10		息肉	无,有 若有,请描述_____	文本
11		肿物	无,有 若有,请描述_____	文本

序号	数据元名称		值　域	数据类型
12		肠道准备	好,欠佳,其他(　)	文本
13	肠镜	检查所见		文本
14		检查结论		文本

影 像 学 检 查

模 块 名 称			参 考 标 准	
影像学检查			肛瘘诊治中国专家共识(2020版)	
序号	数 据 元 名 称		值 域	数据类型
1	超声检查	检查时间	YYYY－MM－DD	时间
2		检查部位	肛周浅表,直肠腔内	文本
3		检查类型	平扫,增强	文本
4		外口位置		文本
5		外口数目(个)		数值
6		瘘管走行		文本
7		内口位置		文本
8		内口数目(个)		数值
9		合并脓肿	是,否	文本
10		括约肌延续性		文本
11		括约肌完整性		文本

注:第4—11行"数据元名称"第二列均为"检查描述"。

序号	数　据　元　名　称			值　域	数据类型
12	超声检查	检查结果	括约肌间瘘		文本
13			经括约肌瘘		文本
14			括约肌上瘘		文本
15			括约肌外瘘		文本
16	磁共振检查	检查描述	检查时间	YYYY - MM - DD	时间
17			检查部位	肛周,盆腔,骶尾,其他( )	文本
18			检查类型	平扫,增强	文本
19			外口位置		文本
20			外口数目(个)		数值
21			瘘管走行		文本
22			内口位置		文本
23			内口数目(个)		数值
24			合并脓肿	是,否	文本
25		检查结果	括约肌间瘘		文本
26			经括约肌瘘		文本
27			括约肌上瘘		文本
28			括约肌外瘘		文本

序号	数　据　元　名　称				值　域	数据类型
29				检查时间	YYYY－MM－DD	时间
30				检查部位	肛周,盆腔,骶尾	文本
31	X线检查			检查类型	普通,造影	文本
32				检查描述		文本
33				检查结果		文本
34				检查时间	YYYY－MM－DD	时间
35				检查部位	肛周,盆腔,骶尾	文本
36	CT检查			检查类型	平扫,增强	文本
37				检查描述		文本
38				检查结果		文本

肛门功能检查

模 块 名 称	参 考 标 准		
肛门直肠压力测定	肛瘘的诊治专家共识（2020 版）		
序号	数 据 元 名 称	值 域	数据类型
1	检查时间	YYYY－MM－DD	时间
2	直肠静息压(mmHg)		数值
3	肛管静息压(mmHg)		数值
4	肛管功能长度(cm)		数值
5	肛管最大收缩压(mmHg)		数值
6	最小感觉阈值(mL)		数值
7	初始排便阈值(mL)		数值
8	最大耐受阈值(mL)		数值
9	肛管最长收缩时间(s)		数值
10	肛管收缩反射(＋/－)		文本
11	直肠-肛管抑制反射(mL)		数值
12	直肠肛管迟缓反射		文本

手术治疗

模　块　名　称		参　考　标　准	
手术治疗		肛瘘诊治中国专家共识（2020版）	
序号	数　据　元　名　称	值　　域	数据类型
1	手术开始时间	YYYY - MM - DD　HH - MM	时间
2	手术结束时间	YYYY - MM - DD　HH - MM	时间
3	麻醉记录　麻醉医师		文本
4	麻醉方式	腰麻，局麻，硬膜外麻醉，全麻，静脉，复合，其他（　）	文本
5	ASA 分级	Ⅰ级，Ⅱ级，Ⅲ级，Ⅳ级，Ⅴ级	文本
6	手术记录　手术紧急程度	急诊手术，择期手术，其他（　）	文本
7	手术切口清洁程度	清洁，清洁-污染，污染，感染	文本
8	手术持续时间（min）		数值
9	手术级别	一级，二级，三级，四级	文本

序号	数据元名称		值　域	数据类型
10	手术记录	手术名称	肛瘘切开术,肛瘘切除术,肛瘘切开挂线术,肛瘘切开袋形缝合术,肛瘘切开旷置术,肛瘘多切口拖线术,肛瘘置管引流术,括约肌间瘘管结扎术(LIFT手术),直肠推移瓣术,肛门皮肤瓣术,肛瘘镜探查治疗术,激光消融闭合术,TROPIS手术,生物蛋白胶封堵术,肛瘘栓填充术,干细胞注射术,肛瘘夹内口夹闭术,其他(　)	文本
11		术者		文本
12		Ⅰ助		文本
13		Ⅱ助		文本
14		能量设备	无,电刀,超声刀,其他(　)	文本
15		切口类别	一类切口,二类切口,三类切口	文本
16		引流管	是,否	文本
17		引流管数量(根)		数值
18		术中是否导尿	是,否	文本
19		术中出血量(mL)		数值
20		术中是否输血	是,否	文本
21		输血量(mL)		数值

病 理 检 查

模块名称	参 考 标 准
病理检查	中华人民共和国卫生行业标准 WS 445.4—2014 电子病历基本数据集 第 4 部分：检查检验记录。 肛瘘的诊治专家共识(2020 版)

序号	数据元名称	值　　域	数据类型
1	就诊时间	YYYY - MM - DD	时间
2	就诊类型	门诊，住院	文本
3	病理号		文本
4	标本收到时间	YYYY - MM - DD	时间
5	病理报告时间	YYYY - MM - DD	时间
6	手术标本名称	肛门切除物，肛门瘘管，坏死组织，其他（　）	文本
7	检查时间	YYYY - MM - DD	时间
8	组织部位	内口处，外口处，瘘管，其他（　）	文本
9	组织大小（mm³）		数值

序号	数据元名称	值域	数据类型
10	检查结论		文本
11	内镜病理标本	有,无	文本
12	组织部位		文本
13	组织大小(mm³)		数值
14	检查结论		文本

药 物 治 疗

模 块 名 称		参 考 标 准	
药物治疗		肛瘘的诊治专家共识(2020 版)	
序号	数 据 元 名 称	值 域	数据类型
1	**镇痛泵使用**	是,否	文本
2	医嘱开始时间	YYYY‐MM‐DD	时间
3	医嘱结束时间	YYYY‐MM‐DD	时间
4	**止痛药物使用**	是,否	文本
5	止痛药物名称		文本
6	止痛药物用法		文本
7	医嘱开始时间	YYYY‐MM‐DD	时间
8	医嘱结束时间	YYYY‐MM‐DD	时间
9	**抗生素使用**	是,否	文本
10	抗生素名称		文本
11	抗生素用法	口服,静脉注射,栓剂外用,其他( )	文本

序号	数据元名称	值　域	数据类型
12	医嘱开始时间	YYYY－MM－DD	时间
13	医嘱结束时间	YYYY－MM－DD	时间
14	**止血药物使用**	是，否	文本
15	止血药物名称		文本
16	止血药物用法		文本
17	医嘱开始时间	YYYY－MM－DD	时间
18	医嘱结束时间	YYYY－MM－DD	时间
19	**粪便管理药物使用**	是，否	文本
20	粪便管理药物名称		文本
21	粪便管理药物用法		文本
22	医嘱开始时间	YYYY－MM－DD	时间
23	医嘱结束时间	YYYY－MM－DD	时间
24	**院内制剂使用**	是，否	文本
25	院内制剂名称		文本
26	院内制剂用法		文本
27	医嘱开始时间	YYYY－MM－DD	时间
28	医嘱结束时间	YYYY－MM－DD	时间
29	**外用药物使用**	是，否	文本
30	外用药物名称		文本

序号	数据元名称	值　域	数据类型
31	外用药物用法		文本
32	医嘱开始时间	YYYY‐MM‐DD	时间
33	医嘱结束时间	YYYY‐MM‐DD	时间

第一部分　肛瘘数据集

中医类疗法

模块名称			参考标准		
中医类疗法			中华人民共和国中医药行业标准《中医外科病证诊断疗效标准》（ZY/T001.2—94）		
序号	数据元名称		值域		数据类型
1	*内服	中药饮片			文本
2		中药配方颗粒			文本
3		中成药			文本
4		其他			文本
5		开始时间	YYYY‑MM‑DD		时间
6		结束时间	YYYY‑MM‑DD		时间
7	*外治	贴敷疗法			文本
8		熏洗疗法			文本
9		中药涂擦			文本
10		敷贴疗法			文本
11		溻渍疗法			文本

序号	数据元名称		值 域	数据类型
12	*外治	灌注疗法		文本
13		药栓疗法		文本
14		灌肠疗法		文本
15		垫棉疗法		文本
16		药线疗法		文本
17		其他		文本
18	开始时间		YYYY－MM－DD	时间
19	结束时间		YYYY－MM－DD	时间
20	*其他	针刺	有,无	文本
21		艾灸	有,无	文本
22		拔罐	有,无	文本
23		穴位注射	有,无	文本
24		中药注射液导入	有,无	文本
25		推拿	有,无	文本
26	开始时间		YYYY－MM－DD	时间
27	结束时间		YYYY－MM－DD	时间

* 如有多项,请依次描述。

模块名称		参 考 标 准	
随访		中华人民共和国中医药行业标准《中医外科病证诊断疗效标准》(ZY/T001.2—94)。肛瘘诊治中国专家共识（2020版）	
序号	数据元名称	值　域	数据类型
1	随访时间	YYYY－MM－DD	时间
2	随访方式	门诊,电话随访,新媒体手段	文本
3	随访距手术时间(月)	≥6个月,<6个月	数值
4	随访评价	愈合,好转,无效,其他(　)	文本
5	创面描述	愈合,部分愈合,未愈合	文本
6	若愈合,愈合时间(周)		数值
7	若未愈合,剩余创面(cm^2)		数值
8	疼痛	无,轻微疼痛,明显疼痛	文本
9	排便频次		文本
10	排便性状 Bristol 分型		数值

序号	数据元名称		值　　域	数据类型
11	肛门失禁程度	干便失禁	0分：从不；1分：很少，每月少于1次；2分：有时，每月超过1次且每周少于1次；3分：常常，每周超过1次但每天少于1次；4分：总是，每天超过1次	数值
12		稀便失禁	0分：从不；1分：很少，每月少于1次；2分：有时，每月超过1次且每周少于1次；3分：常常，每周超过1次但每天少于1次；4分：总是，每天超过1次	数值
13		气体失禁	0分：从不；1分：很少，每月少于1次；2分：有时，每月超过1次且每周少于1次；3分：常常，每周超过1次但每天少于1次；4分：总是，每天超过1次	数值
14		需要衬垫	0分：从不；1分：很少，每月少于1次；2分：有时，每月超过1次且每周少于1次；3分：常常，每周超过1次但每天少于1次；4分：总是，每天超过1次	数值
15		生活方式变	0分：从不；1分：很少，每月少于1次；2分：有时，每月超过1次且每周少于1次；3分：常常，每周超过1次但每天少于1次；4分：总是，每天超过1次	数值
16		总评分		数值
17		评分时间	YYYY－MM－DD	时间
18	肛门功能评估	排便感觉	0分（优）：能区分粪与气体并感知排便全过程者；1分（良）：排便全过程中不能完全区别粪与气体者；2分（差）全不能区别排气、排便者	数值
19		肛门功能指诊情况	0分：裹指功能正常；1分：肛门有收缩力，裹指功能减退；2分：裹指无力，但肛门有收缩反应；3分：肛门无收缩反应	数值

序号	数 据 元 名 称		值 域	数据类型
20	肛门功能评估	总评分		数值
21		评分时间	YYYY - MM - DD	时间
22	疗效评定		痊愈：创面愈合,症状体征消失； 显效：创面愈合,症状体征明显改善； 有效：创面未愈合,症状体征有所改善； 无效：创面未愈合,症状体征改善不明显	文本

影像学或内镜学复查

模 块 名 称		参 考 标 准	
影像学或内镜学复查		肛瘘诊治中国专家共识(2020 版)	
序号	数 据 元 名 称	值 域	数据类型
1	就诊时间	YYYY－MM－DD	时间
2	就诊类型	门诊,急诊,住院	文本
3	超声检查	是,否	文本
4	检查时间	YYYY－MM－DD	时间
5	检查所见		文本
6	检查结果		文本
7	磁共振检查	是,否	文本
8	检查时间	YYYY－MM－DD	时间
9	检查类型	平扫,增强	文本
10	检查所见		文本
11	检查结果		文本

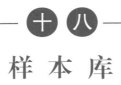

样 本 库

模 块 名 称		参 考 标 准	
样本库	专家推荐		
序号	数 据 元 名 称	值 域	数据类型
1	样本留取	是,否	文本
2	样本编号		文本
3	样本类型	血清,血浆,粪便,手术标本,其他（ ）	文本
4	采集部位		文本
5	样本定量（mm³）		数值
6	样本入库时间	YYYY - MM - DD	时间
7	样本出库时间	YYYY - MM - DD	时间
8	样本存储位置		文本

第二部分
克罗恩病肛瘘数据集

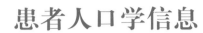

患者人口学信息

模块名称		参 考 标 准	
患者人口学信息		中华人民共和国卫生行业标准 WS 445.10—2014 电子病历基本数据集 第 10 部分：住院病案首页	
序号	数据元名称	值 域	数据类型
1	姓名		文本
2	性别	男,女	文本
3	出生时间	YYYY‐MM‐DD	时间
4	民族	(GBT 3304—1991 民族编码)	文本
5	婚姻状态	已婚,未婚,其他	文本
6	血型	A,B,O,AB	文本
7	证件类型		文本
8	证件号码		文本
9	教育程度	不详,文盲,小学,初中,高中/中专,大专/大学,研究生及以上	文本
10	职业类型	国家公务员,专业技术人员,职员,企业管理人员,工人,农民,学生,现役军人,自由职业者,个体经营者,无业人员,退(离)休人员,其他( )	文本

序号	数据元名称	值　　域	数据类型
11	出生地		文本
12	现住址		文本
13	电话		文本
14	联系人		文本
15	与患者关系		文本
16	联系人电话		文本
17	发病节气	立春,雨水,惊蛰,春分,清明,谷雨,立夏,小满,芒种,夏至,小暑,大暑,立秋,处暑,白露,秋分,寒露,霜降,立冬,小雪,大雪,冬至,小寒,大寒	文本

第二部分　克罗恩病肛瘘数据集

就 诊 记 录

模 块 名 称		参 考 标 准	
就诊记录		中华人民共和国卫生行业标准 WS 445.10—2014 电子病历基本数据集 第 10 部分：住院病案首页	

序号	数 据 元 名 称		值 域	数据类型
1	病案首页	住院号		文本
2		入院时间	YYYY - MM - DD	时间
3		就诊类型	门诊,急诊,住院	文本
4		出院时间	YYYY - MM - DD	时间
5		住院天数(天)		数值
6		住院费用(元)		数值
7		转归	治愈,好转,不变,恶化,死亡	文本
8		转归时间	YYYY - MM - DD	时间
9	门/急诊记录	门诊号		文本
10		就诊时间	YYYY - MM - DD	时间

现 病 史

模 块 名 称	参 考 标 准
现病史	中华人民共和国卫生行业标准 WS 445.12—2014 电子病历基本数据集 第 12 部分：入院记录。 病历书写基本规范(2010 版)。 肛瘘诊治中国专家共识(2020 版)

序号	数 据 元 名 称		值 域	数据类型
1	起病时间		YYYY‐MM‐DD	时间
2	肛周局部症状	肛周溃脓	有,无	文本
3		肿块	有,无	文本
4		瘙痒	有,无	文本
5		疼痛	有,无	文本
6	排便频次			文本
7	排便性状 Bristol 分型			数值
8	伴随症状		消瘦,低热,贫血,便血,排尿不畅,肛门坠胀,腹痛,腹泻,关节痛,皮疹,口腔溃疡,其他( )	文本

序号	数据元名称	值　　域	数据类型
9	发病诱因	腹泻,便秘,嗜食辛辣,烟酒,劳累,其他(　　)	文本
10	是否药物治疗	是,否	文本
11	药物名称		文本
12	是否手术治疗	是,否	文本
13	手术名称		文本
14	手术时间	YYYY‐MM‐DD	时间
15	手术就诊类型	门诊,急诊,住院	文本

既 往 史

模 块 名 称	参 考 标 准		
既往史	中华人民共和国卫生行业标准 WS 445.12—2014 电子病历基本数据集 第 12 部分：入院记录。病历书写基本规范(2010 版)		

序号	数据元名称	值 域	数据类型
1	既往疾病	无,有　若有,请描述_____	文本
2	结核病史	是,否	文本
3	结核病规范治疗	是,否	文本
4	抗结核药物名称		文本
5	传染病史	是,否	文本
6	传染病名称		文本
7	药物过敏史	是,否	文本
8	过敏药物名称		文本
9	既往手术史	无,有　如有多次,请依次描述_____	文本
10	手术名称		文本
11	手术时间	YYYY - MM - DD	时间

个 人 史

模 块 名 称			参 考 标 准
个人史			中华人民共和国卫生行业标准 WS 445.12—2014 电子病历基本数据集 第 12 部分：入院记录。 病历书写基本规范（2010 版）

序号	数 据 元 名 称		值 域	数据类型
1	是否吸烟[1]		从未吸烟，偶尔吸烟，经常吸烟，曾经吸烟	文本
2	吸烟暴露史	（若经常吸烟）吸烟状况	烟龄（年）		数值
3			日吸烟量（支/天）		数值
4		（若曾经吸烟）吸烟状况	戒烟时间	YYYY－MM－DD	时间
5	是否饮酒[2]		从未饮酒，饮酒，曾经饮酒	文本
6	饮酒暴露史	（若饮酒）饮酒状况	饮酒年数（年）		数值
7			日饮酒量（mL/d）		数值
8		（若曾经饮酒）饮酒状况	戒酒时间	YYYY－MM－DD	时间
9	饮食习惯	嗜食辛辣刺激食物		是，否	文本
10		嗜食肥甘厚腻食物		是，否	文本

序号	数据元名称		值　域	数据类型
11	旅居史			文本
12	生育史			文本
13	月经史	初潮(年龄)		数值
14		周期(天)		数值
15		经期(天)		数值
16		绝经	是,否	文本
17		上次月经时间	YYYY - MM - DD	时间
18	家族史			文本

[1] 吸烟者的标准定义:一生中连续或累积吸烟 6 个月或以上者。
[2] 饮酒定义。
饮酒者:不论白酒、啤酒、葡萄酒或黄酒等,连续 6 个月平均每周饮用 1 次及以上即为饮酒。
不饮酒:逢年过节才饮 1 次者为不饮酒,戒酒 1 年以上者为不饮酒。

第二部分　克罗恩病肛瘘数据集

模 块 名 称	参 考 标 准
体格检查	中华人民共和国卫生行业标准 WS 445.12—2014 电子病历基本数据集 第 12 部分：入院记录。 病历书写基本规范（2010 版）。 肛瘘诊治中国专家共识（2020 版）

序号	数 据 元 名 称	值 域	数据类型
1	检查时间	YYYY－MM－DD	时间
2	体温（℃）		数值
3	心率（次/分）		数值
4	呼吸（次/分）		数值
5	血压（mmHg）		数值
6	身高（cm）		数值
7	体重（kg）		数值
8	BMI（kg/m²）		数值
9	检查体位	截石位,膝胸位,其他（ ）	文本

序号	数据元名称			值　域	数据类型
10	视诊		肛门位置	正常,移位	文本
11			肛门形态	正常,变形,缺如,闭锁,松弛,其他(　)	文本
12			肛周皮肤	红肿,丘疹,红斑,糜烂,抓痕,瘢痕,其他(　)	文本
13			外口	无,有　如有多个外口,请依次填写	文本
14			外口形状		文本
15			外口数目(个)		数值
16			外口点位	1～12 点位	文本
17			外口距离肛门长度(cm)		数值
18			分泌物	无分泌物,血液,脓液,脓血,黏液,粪水,其他(　)	文本
19			黏膜颜色	正常,苍白,充血,糜烂,其他(　)	文本
20			黏膜形态	平整,隆起,凹陷,溃口,其他(　)	文本
21	触诊		肛周	正常,触痛,波动感,条索状,结块,其他(　)	文本
22	指诊		直肠下端	正常,触痛,波动感,条索状,硬结,其他(　)	文本
23			内口	无,有　如有多个内口,请依次填写	文本
24			内口位置	肛缘外,齿线以上,齿线以下,齿线处,其他(　)	文本
25			内口点位	1～12 点位	文本
26			内口数目(个)		数值
27			内口质地		文本
28			肛管直肠环	正常,变硬,其他(　)	文本

第二部分　克罗恩病肛瘘数据集

序号	数据元名称		值　域	数据类型
29	指诊	指套	无分泌物,血液,脓液,脓血,黏液,粪水,其他(　　)	文本
30		肛门收缩力	正常,降低,高压,无收缩反应,其他(　　)	文本
31	腹部	腹部压痛	是,否	文本
32		压痛部位	左上腹,左下腹,右上腹,右下腹,脐周	文本
33		腹部包块	是,否	文本
34		腹壁外瘘	是,否	文本
35	其他	皮疹	是,否	文本
36		关节病变	是,否	文本
37		口腔溃疡	是,否	文本

诊 断 信 息

模 块 名 称	参 考 标 准
诊断信息	国际疾病分类(ICD‐10)。 中医 TCD 编码。 国家中医药管理局行业诊疗标准。 中华中医药学会肛肠分会诊断标准

序号	数 据 元 名 称		值 域	数据类型
1	就诊类型		门诊,急诊,住院	文本
2	就诊时间		YYYY‐MM‐DD	时间
3	西医诊断	西医名称	肛瘘,低位肛瘘,高位肛瘘,复杂性肛瘘,结核性肛瘘,克罗恩病,其他( )	文本
4		ICD 编码	K60.300,K60.302,K60.301,K60.303,A18.306＋,K50.900,其他( )	文本
5		Parks 分类	括约肌间瘘,经括约肌瘘,括约肌上瘘,括约肌外瘘	文本
6	中医诊断	中医名称	肛漏病	文本
7		TCD 编码	BWG050	文本
8		中医证候	湿热下注证,正虚邪恋证,阴液亏虚证	文本
9		分类	低位单纯性肛瘘,低位复杂性肛瘘,高位单纯性肛瘘,高位复杂性肛瘘	文本

序号	数据元名称		值　域	数据类型
10	克罗恩病-蒙特利尔分型	确诊年龄（A）	A1：≤16岁；A2：17～40岁；A3：＞40岁	文本
11		病变部位（L）	L1：回肠末端；L2：结肠；L3：回结肠；L4：上消化道；L1+L4：回肠末端+上消化道；L2+L4：结肠+上消化道；L3+L4：回结肠+上消化道	文本
12		疾病行为（B）	B1：非狭窄非穿透；B2：狭窄；B3：穿透；B1p：非狭窄非穿透+肛周病变；B2p：狭窄+肛周病变；B3p：穿透+肛周病变	文本
13	克罗恩病活动指数CDAI评分	CDAI	＜150分：缓解期；150（包含）～220分：活动期轻度；220（包含）～450分：活动期中度；＞450分（包含）：活动期重度	数值
14	克罗恩病活动指数简化CDAI	简化CDAI	≤4分为缓解期，5～7分为轻度活动期，8～16分为中度活动期，＞16分为重度活动期	数值
15	肛周克罗恩病活动指数PDAI	PDAI-分泌物	0分：无；1分：少量黏性分泌物；2分：中等量黏性或脓性分泌物；3分：较多的脓性分泌物；4分：粪便污液	数值
16		PDAI-疼痛和活动	0分：无痛，活动不受限；1分：疼痛但活动不受限；2分：疼痛且活动部分受限；3分：疼痛明显，活动明显受限；4分：很痛，活动严重受限	数值
17		PDAI-性生活	0分：没有影响；1分：轻度受限；2分：中等受限；3分：明显受限；4分：不能过性生活	数值
18		PDAI-肛周表现	0分：没有或仅有皮赘；1分：肛裂或黏膜撕裂；2分：肛周瘘管数＜3；3分：肛周瘘管数≥3；4分：肛管括约肌溃疡或瘘管形成，并明显的皮肤缺损	数值
19		PDAI-硬结	0分：无；1分：较小；2分：中等；3分：较大硬结；4分：明显波动感或脓肿	数值

八

实 验 室 检 查

模 块 名 称	参 考 标 准
实验室检查	中华人民共和国卫生行业标准 WS 445.4—2014 电子病历基本数据集 第 4 部分：检查检验记录。 检查方法与项目遵循 LOINC 标准

序号	数 据 元 名 称		值 域	数据类型
1	就诊时间		YYYY‐MM‐DD	时间
2	就诊类型		门诊,急诊,住院	文本
3	专病理化检查	粪钙卫蛋白(μg/g)		数值
4		红细胞沉降率(mm/h)		数值
5		C 反应蛋白(mg/L)		数值
6	送检时间		YYYY‐MM‐DD	时间
7	血常规	白细胞计数(10^9/L)		数值
8		红细胞计数(10^{12}/L)		数值
9		血红蛋白(g/L)		数值

序号	数据元名称	值域	数据类型
10	血小板计数(10^9/L)		数值
11	平均红细胞体积(fl)		数值
12	红细胞分布宽度变异系数		数值
13	红细胞压积(%)		数值
14	红细胞分布宽度标准差		数值
15	淋巴细胞百分率(%)		数值
16	单核细胞百分率(%)		数值
17	中性粒细胞百分率(%)		数值
18	嗜酸细胞百分率(%)		数值
19	嗜碱细胞百分率(%)		数值
20	淋巴细胞绝对值(10^9/L)		数值
21	单核细胞绝对值(10^9/L)		数值
22	中性粒细胞绝对值(10^9/L)		数值
23	嗜酸细胞绝对值(10^9/L)		数值
24	嗜碱细胞绝对值(10^9/L)		数值
25	大型血小板比率(%)		数值
26	血小板压积(%)		数值
27	血小板平均体积(fl)		数值
28	血小板分布宽度		数值

注：数据元名称列第 10 至 28 行归属"血常规"分类。

序号	数　据　元　名　称		值　　域	数据类型
29		送检时间	YYYY – MM – DD	时间
30		谷丙转氨酶(U/L)		数值
31		谷草转氨酶(U/L)		数值
32		总蛋白(g/L)		数值
33		白蛋白(g/L)		数值
34		球蛋白(g/L)		数值
35		前白蛋白(g/L)		数值
36		γ谷氨酰转肽酶(U/L)		数值
37	肝肾功能	总胆汁酸(μmol/L)		数值
38		总胆红素(μmol/L)		数值
39		直接胆红素(μmol/L)		数值
40		间接胆红素(μmol/L)		数值
41		尿素(mmol/L)		数值
42		肌酐(μmol/L)		数值
43		尿酸(μmol/L)		数值
44		葡萄糖(mmol/L)		数值
45		送检时间	YYYY – MM – DD	时间
46		钾(mmol/L)		数值
47	电解质	钠(mmol/L)		数值
48		氯(mmol/L)		数值
49		钙(mmol/L)		数值

序号	数据元名称		值　　域	数据类型
50	电解质	磷(mmol/L)		数值
51		镁(mmol/L)		数值
52		总二氧化碳(mmol/L)		数值
53		送检时间	YYYY－MM－DD	时间
54	出凝血检查	纤维蛋白原(g/L)		数值
55		部分凝血酶原时间(s)		数值
56		凝血酶原时间(s)		数值
57		凝血酶原活动度(%)		数值
58		国际标准化比值		数值
59		凝血酶时间(s)		数值
60		D－二聚体(mg/L)		数值
61		纤维蛋白(原)降解产物(mg/L)		数值
62		送检时间	YYYY－MM－DD	时间
63	肿瘤指标	癌胚抗原 CEA(μg/L)		数值
64		CA153(10^3 U/L)		数值
65		CA125(kU/L)		数值
66		CA199(kU/L)		数值
67		CA50(μg/L)		数值
68		CA724(μg/L)		数值
69		CA242(10^3 IU/L)		数值
70		甲胎蛋白 AFP(μg/L)		数值

序号	数据元名称		值　域	数据类型
71	肿瘤指标	NSE(μg/L)		数值
72		CYFRA21-1(μg/L)		数值
73		送检时间	YYYY-MM-DD	时间
74	尿常规	尿微量白蛋白(mg)		数值
75		尿肌酐(μmol/kg·d)		数值
76		尿液颜色		文本
77		管型		文本
78		沉渣红细胞(/HP)		数值
79		沉渣白细胞(/HP)		数值
80		上皮细胞(/HP)		数值
81		结晶		文本
82		真菌		文本
83		葡萄糖(mmol/L)		数值
84		蛋白质(mg/d)		数值
85		胆红素(μmol/L)		数值
86		尿胆原		文本
87		pH		数值
88		比重		数值
89		隐血		文本
90		酮体		文本
91		亚硝酸盐		文本

序号	数据元名称		值 域	数据类型
92	尿常规	电导率		数值
93		送检时间	YYYY-MM-DD	时间
94		大便颜色		文本
95		吞噬细胞(/HP)		数值
96		寄生虫卵		文本
97	粪常规	粪便转铁蛋白		文本
98		隐血		文本
99		镜检白细胞(/HP)		数值
100		镜检红细胞(/HP)		数值
101		送检时间	YYYY-MM-DD	时间
102		乙肝表面抗原		文本
103		丙肝抗体		文本
104	传染指标	梅毒螺旋体抗体		文本
105		HIV 抗体		文本
106		结核分枝杆菌 IgG 抗体		文本
107		结核杆菌感染 T 细胞斑点试验 T-SPOT		文本
108		送检时间	YYYY-MM-DD	时间
109	免疫	免疫球蛋白 G4(g/L)		数值
110		免疫球蛋白 E(IU/mL)		数值

序号	数据元名称		值 域	数据类型
111	免疫	免疫球蛋白 G2(g/L)		数值
112		免疫球蛋白 G(g/L)		数值
113		免疫球蛋白 A(g/L)		数值
114		免疫球蛋白 M(g/L)		数值
115		补体 C3(g/L)		数值
116		送检时间	YYYY - MM - DD	时间
117	甲状腺功能	促甲状腺刺激激素(IU/L)		数值
118		三碘甲状原氨酸(μg/L)		数值
119		甲状腺素(nmol/L)		数值
120		游离甲状腺素(pmol/L)		数值
121		游离三碘甲状原氨酸(pmol/L)		数值
122		送检时间	YYYY - MM - DD	时间
123	巨细胞病毒	巨细胞病毒 CMV - IgM		数值
124		巨细胞病毒 CMV - IgG		数值
125		巨细胞病毒 DNA		数值
126		送检时间	YYYY - MM - DD	时间
127	艰难梭菌	艰难梭菌培养		文本
128		送检时间	YYYY - MM - DD	时间
129	风湿检测	抗 SS - A 抗体		数值
130		抗 SS - B 抗体		数值
131		抗 Sm 抗体		数值
132		抗 Jo - 1 抗体		数值

序号	数据元名称		值　域	数据类型
133	风湿检测	抗 RNP 抗体		数值
134		抗 Scl－70 抗体		数值
135		抗着丝点抗体		数值
136		抗核抗体(ANA)		数值
137		抗双链抗体(ds－DNA)		数值
138		p－ANCA		数值
139		c－ANCA		数值
140		MPO		数值
141		PR3		数值
142		送检时间	YYYY－MM－DD	时间
143	EB 病毒	抗 EB 病毒早期抗体 IgA(10^3 AU/L)		数值
144		抗 EB 病毒早期抗体 IgG(10^3 AU/L)		数值
145		抗 EB 病毒核抗体 IgG(10^3 AU/L)		数值
146		抗 EB 病毒衣壳抗体 IgA(10^3 AU/L)		数值
147		抗 EB 病毒衣壳抗体 IgG(10^3 AU/L)		数值
148		抗 EB 病毒衣壳抗体 IgM(10^3 AU/L)		数值
149		EB 病毒 DNA(10^3 copies/L)		数值
150		送检时间	YYYY－MM－DD	时间
151	其他	中性粒细胞明胶酶相关载脂蛋白(μg/L)		数值
152		送检时间	YYYY－MM－DD	时间
153		脓培养		文本
154		送检时间	YYYY－MM－DD	时间

九

消化内镜检查

模　块　名　称			参　考　标　准	
消化内镜检查			肛瘘诊治中国专家共识(2020 版)	
序号	数　据　元　名　称		值　域	数据类型
1	胃镜	检查时间	YYYY－MM－DD	时间
2		检查部位		文本
3		检查所见		文本
4		诊断结果		文本
5	小肠镜/胶囊内镜	是否检查	是,否	文本
6		检查时间	YYYY－MM－DD	时间
7		检查所见		文本
8		检查结果		文本
9	肠镜	检查时间	YYYY－MM－DD	时间
10		插镜情况	顺利,稍困难,困难,其他(　)	文本
11		送达部位	回肠末段,盲肠,升结肠,横结肠,降结肠,其他(　)	文本

序号	数据元名称		值 域	数据类型
12		部位	肛管,直肠,乙状结肠,降结肠,脾曲,横结肠,肝曲,升结肠,盲肠,回肠末段,回盲瓣	文本
13		黏膜	光滑,隆起,充血,水肿,其他( )	文本
14		血管纹理	清晰,不显,粗糙,紊乱,其他( )	文本
15		糜烂	无,有	文本
16		出血	无,有	文本
17		肿物	无,有,请描述_____	文本
18		肠道准备	好,欠佳,其他( )	文本
19		检查所见		文本
20		检查结论		文本
21	肠镜	是否病变	是,否	文本
22		病变性质	节段性,连续性	文本
23		累及肠段	直肠,乙状结肠,降结肠,横结肠,升结肠,盲肠,回肠末端	文本
24		累及范围	<50%,50%～70%,>75%	文本
25		溃疡	有,无	文本
26		溃疡形式	浅溃疡,深溃疡	文本
27		溃疡形状	纵行,环形,椭圆形,不规则	文本
28		溃疡大小	阿弗他溃疡(0.1～0.5 cm),大溃疡(0.5～2 cm),巨大溃疡(>2 cm)	文本
29		溃疡面积(与肠管比)	<10%,10%～30%,>20%	文本
30		息肉样增生	无,散在,大量,黏膜桥,铺路石样改变	文本
31		肛管黏膜	正常,异常	文本

序号	数据元名称		值　域	数据类型
32		肛管痔疮	无,内痔,外痔,出血,血栓	文本
33		肛管其他	瘘管,肛乳头肥大,狭窄,瘢痕	文本
34		并发症狭窄	有,无	文本
35	肠镜	狭窄部位	直肠,乙状结肠,降结肠,横结肠,升结肠,盲肠,回肠末端	文本
36		狭窄性质	单节段(内镜可通过),多节段(内镜可通过),内镜无法通过	文本
37		并发症瘘	有,无	文本
38		瘘部位	直肠,乙状结肠,降结肠,横结肠,升结肠,盲肠,回肠末端	文本
39		活检部位	直肠,乙状结肠,降结肠,横结肠,升结肠,盲肠,回肠末端	文本
40		溃疡大小	0 分:无;1 分:浅小溃疡<0.5 cm;2 分:较大溃疡 0.5~2 cm;3 分:巨大溃疡>2 cm	数值
41	简化克罗恩病严重程度内镜评分系统(SES‐CD)	溃疡累积范围	0 分:无;1 分:<10%;2 分:10%~30%;3 分:>30%	数值
42		非溃疡病变范围	0 分:无;1 分:<50%;2 分:50%~75%;3 分:>75%	数值
43		肠段狭窄情况	0 分:无;1 分:单发,内镜可通过;2 分:多发,内镜可通过;3 分:狭窄,内镜无法通过	数值

第二部分　克罗恩病肛瘘数据集

影像学检查

模 块 名 称			参 考 标 准	
影像学检查			肛瘘诊治中国专家共识(2020版)。 炎症性肠病诊断与治疗的共识意见(2018版)。 克罗恩病肛瘘诊断与治疗的专家共识意见(2019版)。 克罗恩病肛瘘的影像学诊断(10.3760/cma. j. issn. 1671-0274.2014.03.004)	

序号		数 据 元 名 称	值 域	数据类型
1	超声检查	检查时间	YYYY-MM-DD	时间
2		检查部位	肛周浅表,直肠腔内	文本
3		检查类型	平扫,增强	文本
4		外口位置		文本
5		外口数目(个)		数值
6		瘘管走行		文本
7		内口位置		文本
8		内口数目(个)		数值

序号	数　据　元　名　称			值　域	数据类型
9	超声检查	检查描述	合并脓肿	是,否	文本
10			括约肌延续性		文本
11			括约肌完整性		文本
12		检查结果	括约肌间瘘		文本
13			经括约肌瘘		文本
14			括约肌上瘘		文本
15			括约肌外瘘		文本
16	磁共振检查	检查描述	检查时间	YYYY-MM-DD	时间
17			检查部位	肛周,盆腔,骶尾,其他(　)	文本
18			检查类型	平扫,增强	文本
19			外口位置		文本
20			外口数目(个)		数值
21			瘘管走行		文本
22			内口位置		文本
23			内口数目(个)		数值
24			合并脓肿	是,否	文本
25		检查结果	括约肌间瘘		文本
26			经括约肌瘘		文本
27			括约肌上瘘		文本
28			括约肌外瘘		文本

第二部分　克罗恩病肛瘘数据集

序号		数　据　元　名　称	值　域	数据类型
29		瘘管数量	0 分：无；1 分：单根，无分支；2 分：单根，有分支；3 分：多根	数值
30	Van Assche 评分	位置	1 分：括约肌外或括约肌间；2 分：经括约肌；3 分：括约肌上	数值
31		范围	1 分：肛提肌下；2 分：肛提肌上	数值
32		T2 加权高信号	0 分：无；4 分：轻度；8 分：明显	数值
33		空腔或脓肿（直径大于 3 mm）	0 分：无；4 分：有	数值
34		直肠壁累及	0 分：正常；2 分：增厚	数值
35	X 线或 CT 检查	检查时间	YYYY - MM - DD	时间
36		检查部位	肛周,盆腔,其他（　）	文本
37		检查类型	平扫,造影	文本
38		检查描述		文本
39		检查结果		文本
40	肠道超声	检查时间	YYYY - MM - DD	时间
41		整体肠道病灶位置	直肠,乙状结肠,降结肠,横结肠,升结肠,回盲部,回肠末端,小肠	文本
42		整体肠道病灶数量（个）		数值
43		肠壁节段性增厚	是,否	文本
44		狭窄肠段/病变最严重处的肠道节段	直肠,乙状结肠,降结肠,横结肠,升结肠,回盲部,回肠末端,小肠	文本
45		狭窄肠段/病变最严重处的肠道厚度（cm）		数值

序号	数据元名称		值　域	数据类型
46		黏膜下层增厚	是,否	文本
47		全层均匀增厚	是,否	文本
48		层次结构	正常,欠佳,消失	文本
49		浆膜层	轮廓光滑,渗出样改变	文本
50		蠕动	差,佳,消失	文本
51		肠壁血流 Limberg 分级	0 级,1 级,3 级,3 级,4 级	文本
52		并发症肠腔狭窄	是,否	文本
53		近端小肠扩张	是,否	文本
54		肠内容物往返运动	是,否	文本
55		肠壁弹性模量(kPa)		数值
56	肠道超声	肠腔狭窄	是,否	文本
57		有无肠瘘	有,无	文本
58		肠瘘位置	肠内瘘,肠膀胱瘘,肠皮瘘,其他(　)	文本
59		肠瘘条数		数值
60		肠瘘长度(cm)		数值
61		是否脓腔	是,否	文本
62		脓腔条数		数值
63		脓腔大小		数值
64		狭窄段旁肠段弹性模量(kPa)		数值
65		回肠末端肠壁弹性模量(kPa)		数值
66		邻近正常肠段弹性模量(kPa)		数值

序号	数据元名称		值域	数据类型
67	肠道超声	肠系膜弹性模量(kPa)		数值
68		肠旁系膜网膜回声增高	是,否	文本
69		阑尾增粗	是,否	文本
70		腹水	是,否	文本
71	克罗恩病-小肠CTE/MRE检查	检查时间	YYYY-MM-DD	时间
72		整体肠道病灶位置	胃,十二指肠,空肠,回肠,回肠末端,回盲瓣,回盲部,盲肠,升结肠,降结肠,横结肠,降结肠,乙状结肠,直肠	文本
73		病变累及长度(cm)		数值
74		最后肠壁厚度(cm)		数值
75		溃疡	是,否	文本
76		梳状征	是,否	文本
77		狭窄	是,否	文本
78		狭窄累计长度(cm)		数值
79		最狭窄处内径(mm)		数值
80		近端肠管是否扩张	是,否	文本
81		扩张程度	轻度(3~4 cm);中重度(>4 cm)	文本
82		扩张最大径(cm)		数值
83		穿透性并发症	是,否	文本
84		病变肠道可见	脓肿,瘘管,炎性肿块,穿孔	文本
85		肠瘘性质	单纯性,复杂性	文本

序号	数　据　元　名　称		值　域	数据类型
86	克罗恩病-小肠 CTE/MRE 检查	磁共振活动指数 MaR2A	MaR2A＜7 分：部分黏膜愈合；7 分≤MaR2A＜11 分：部分溃疡愈合；MaR2A≥11 分：活动期	数值
87		检查时间	YYYY－MM－DD	时间
88	胸部 CT	检查所见		文本
89		检查结果		文本

肛门功能检查

模块名称	参考标准		
肛门直肠压力测定	肛瘘的诊治专家共识（2020 版）		
序号	数据元名称	值域	数据类型
1	检查时间	YYYY - MM - DD	时间
2	直肠静息压(mmHg)		数值
3	肛管静息压(mmHg)		数值
4	肛管功能长度(cm)		数值
5	肛管最大收缩压(mmHg)		数值
6	最小感觉阈值(mL)		数值
7	初始排便阈值(mL)		数值
8	最大耐受阈值(mL)		数值
9	肛管最长收缩时间(s)		数值
10	肛管收缩反射(＋/－)		文本
11	直肠-肛管抑制反射(mL)		数值
12	直肠肛管迟缓反射		文本

手 术 治 疗

模 块 名 称	参 考 标 准	
手术治疗	肛瘘诊治中国专家共识（2020 版）	

序号	数 据 元 名 称		值 域	数据类型
1		手术开始时间	YYYY-MM-DD HH-MM	时间
2		手术结束时间	YYYY-MM-DD HH-MM	时间
3	麻醉记录	麻醉医师		文本
4		麻醉方式	腰麻，局麻，硬膜外麻醉，全麻，静脉，复合，其他（ ）	文本
5		ASA 分级	Ⅰ级，Ⅱ级，Ⅲ级，Ⅳ级，Ⅴ级	文本
6	手术记录	手术紧急程度	急诊手术，择期手术，其他（ ）	文本
7		手术切口清洁程度	清洁，清洁-污染，污染，感染	文本
8		手术持续时间（min）		数值
9		手术级别	一级，二级，三级，四级	文本

序号	数据元名称	值　域	数据类型
10	手术名称	肛瘘切开术,肛瘘切除术,肛瘘切开挂线术,肛瘘切开袋形缝合术,肛瘘切开旷置术,肛瘘多切口拖线术,肛瘘置管引流术,括约肌间瘘管结扎术(LIFT手术),直肠推移瓣术,肛门皮肤瓣术,肛瘘镜探查治疗术,激光消融闭合术,TROPIS手术,生物蛋白胶封堵术,肛瘘栓填充术,干细胞注射术,肛瘘夹内口夹闭术,切开引流术,切开松弛挂线引流术,其他(　)	文本
11	术者		文本
12	Ⅰ助		文本
13	Ⅱ助		文本
14	能量设备	无,电刀,超声刀,其他(　)	文本
15	切口类别	一类切口,二类切口,三类切口	文本
16	引流管	是,否	文本
17	引流管数量(根)		数值
18	术中是否导尿	是,否	文本
19	术中出血量(mL)		数值
20	术中是否输血	是,否	文本
21	输血量(mL)		数值

（序号10-21数据元名称左侧合并单元格为"手术记录"）

病 理 检 查

模 块 名 称	参 考 标 准
病理检查	中华人民共和国卫生行业标准 WS 445.4—2014 电子病历基本数据集 第 4 部分：检查检验记录。 肛瘘的诊治专家共识(2020 版)。 炎症性肠病诊断与治疗的共识意见(2018 版)

序号	数 据 元 名 称		值 域	数据类型
1	就诊时间		YYYY‑MM‑DD	时间
2	就诊类型		门诊,急诊,住院	文本
3	病理号			文本
4	标本收到时间		YYYY‑MM‑DD	时间
5	病理报告时间		YYYY‑MM‑DD	时间
6	检查结论			文本
7	内镜病理标本		有,无	文本
8	胃镜病理	食管	未见明确异常,糜烂性食管炎,上皮内淋巴细胞增多,交界性淋巴细胞浸润,其他( )	文本
9		炎症分布	局灶性,弥漫型	文本

序号	数　据　元　名　称			值　　域	数据类型
10			活动性	上皮内,固有层	文本
11			肉芽肿	有,无	文本
12			肉芽肿位置	黏膜层,黏膜下层	文本
13			肉芽肿坏死	有,无	文本
14			肉芽肿抗酸染色	未做,阴性,阳性	文本
15			胃体	未见明确异常,局灶增强性胃炎,非活动性胃炎,慢性活动性幽门螺杆菌胃炎,其他(　)	文本
16			炎症分布	局灶性,弥漫型	文本
17			活动性	无,上皮内,固有层	文本
18			腺体破坏	无,个别,多灶,弥漫	文本
19	胃镜病理		肠上皮化生	无,少量,大量	文本
20			萎缩	是,否	文本
21			幽门螺杆菌	无,少量,大量	文本
22			肉芽肿	有,无	文本
23			肉芽肿位置	黏膜层,黏膜下层	文本
24			肉芽肿坏死	有,无	文本
25			肉芽肿抗酸染色	未做,阴性,阳性	文本
26			胃窦	未见明确异常,局灶增强性胃炎,非活动性胃炎,慢性活动性幽门螺杆菌胃炎,其他(　)	文本
27			炎症分布	局灶性,弥漫型	文本
28			活动性	无,上皮内,固有层	文本

序号	数 据 元 名 称		值　　域	数据类型
29		肉芽肿	有,无	文本
30		肉芽肿位置	黏膜层,黏膜下层	文本
31		肉芽肿最大直径(mm)		数值
32		肉芽肿坏死	是,否	文本
33		肉芽肿抗酸染色	未做,阴性,阳性	文本
34		十二指肠	未见明确异常,活动性慢性十二指肠炎,慢性十二指肠炎,其他( )	文本
35	胃镜病理	炎症分布	局灶性,弥漫型	文本
36		活动性	无,上皮内,固有层	文本
37		绒毛变短,变平	是,否	文本
38		上皮内淋巴细胞增多	是,否	文本
39		活动性炎症	无,散在隐窝炎,明显隐窝炎,糜烂,溃疡	文本
40		肉芽肿	有,无	文本
41		肉芽肿位置	黏膜层,黏膜下层	文本
42		肉芽肿坏死	有,无	文本
43		肉芽肿抗酸染色	未做,阴性,阳性	文本
44		十二指肠/空肠/回肠	未见明确异常,活动性十二指肠炎,慢性十二指肠炎,其他( )	文本
45	小肠镜病理	炎症分布	局灶性,弥漫型	文本
46		绒毛变短,变平	是,否	文本
47		上皮内淋巴细胞增多	是,否	文本
48		幽门腺化生	是,否	文本

第二部分　克罗恩病肛瘘数据集

序号	数据元名称			值　域	数据类型
49	小肠镜病理		息肉	无,炎性息肉	文本
50			活动性炎症	无,散在隐窝炎,明显隐窝炎,糜烂,溃疡	文本
51			肉芽肿	有,无	文本
52			肉芽肿位置	黏膜层,黏膜下层	文本
53				是,否	文本
54			肉芽肿抗酸染色	未做,阴性,阳性	文本
55	肠镜病理		病变部位	回肠末端,回盲瓣,回盲部,盲肠,升结肠,横结肠,降结肠,乙状结肠,直肠	文本
56			活动性	轻度活动性,中度活动性,重度活动性,非活动性	文本
57			是否慢性肠炎	是,否	文本
58			固有层炎症细胞浸润模式	局灶性,弥漫型	文本
59			固有层慢性炎症细胞增多	是,否	文本
60			结构改变	无,隐窝分支,隐窝加长,隐窝确实,隐窝缩短,基地淋巴浆细胞增多,结肠表面绒毛化,小肠绒毛变短、变平(局灶性、弥漫性)	文本
61			化生	无,幽门腺化生,帕内特细胞化生(脾曲以后)	文本
62			息肉	否,炎性息肉	文本
63			活动性炎症	否,散在隐窝炎,明显隐窝炎,隐窝脓肿,糜烂,溃疡	文本
64			肉芽肿	有,无	文本
65			肉芽肿部位	回肠末端,回盲瓣,回盲部,盲肠,升结肠,横结肠,降结肠,乙状结肠,直肠	文本

序号	数据元名称		值　域	数据类型
66	肠镜病理	肉芽肿位置	黏膜层,黏膜下层	文本
67		肉芽肿坏死	有,无	文本
68		肉芽肿抗酸染色	未做,阴性,阳性	文本
69		异型增生	无,低级别异型增生,高级别异型增生,不确定性异型增生	文本
70		CMV 免疫组化或原位杂交	未做,阴性,阳性(最密处____个/HPF)	文本
71		EBER 原位杂交	未做,阴性,阳性(最密处____个/HPF)	文本
72	肛周组织病理	病变部位	近内口处,瘘管,近外口处,其他(　)	文本
73		活动性	轻度活动性,中度活动性,重度活动性,非活动性	文本
74		溃疡	无,纵行溃疡,不规则溃疡,环形溃疡	文本
75		溃疡数量	单个,多个	文本
76		息肉	否,炎性息肉	文本
77		活动性炎症	否,散在隐窝炎,明显隐窝炎,隐窝脓肿,糜烂,溃疡,其他(　)	文本
78		肉芽肿	有,无	文本
79		肉芽肿部位	近内口处,瘘管,近外口处,其他(　)	文本
80		肉芽肿位置	黏膜层,黏膜下层,其他(　)	文本
81		肉芽肿坏死	有,无	文本
82		肉芽肿抗酸染色	未做,阴性,阳性	文本
83		CMV 免疫组化或原位杂交	未做,阴性,阳性(最密处____个/HPF)	文本
84		EBER 原位杂交	未做,阴性,阳性(最密处____个/HPF)	文本

药 物 治 疗

模 块 名 称		参 考 标 准	
药物治疗		肛瘘的诊治专家共识(2020版)。 炎症性肠病诊断与治疗的共识意见(2018版)	
序号	数 据 元 名 称	值 域	数据类型
1	**镇痛泵使用**	是,否	文本
2	医嘱开始时间	YYYY - MM - DD	时间
3	医嘱结束时间	YYYY - MM - DD	时间
4	**止痛药物使用**	是,否	文本
5	止痛药物名称		文本
6	止痛药物用法		文本
7	医嘱开始时间	YYYY - MM - DD	时间
8	医嘱结束时间	YYYY - MM - DD	时间
9	**抗生素使用**	是,否	文本
10	抗生素名称		文本
11	抗生素用法	口服,静脉注射,栓剂外用,其他（　）	文本

序号	数据元名称	值　域	数据类型
12	医嘱开始时间	YYYY－MM－DD	时间
13	医嘱结束时间	YYYY－MM－DD	时间
14	**止血药物使用**	是,否	文本
15	止血药物名称		文本
16	止血药物用法		文本
17	医嘱开始时间	YYYY－MM－DD	时间
18	医嘱结束时间	YYYY－MM－DD	时间
19	**粪便管理药物使用**	是,否	文本
20	粪便管理药物名称		文本
21	粪便管理药物用法		文本
22	医嘱开始时间	YYYY－MM－DD	时间
23	医嘱结束时间	YYYY－MM－DD	时间
24	**院内制剂使用**	是,否	文本
25	院内制剂名称		文本
26	院内制剂用法		文本
27	医嘱开始时间	YYYY－MM－DD	时间
28	医嘱结束时间	YYYY－MM－DD	时间
29	**外用药物使用**	是,否	文本
30	外用药物名称		文本

第二部分　克罗恩病肛瘘数据集

序号	数 据 元 名 称	值　　域	数据类型
31	外用药物用法		文本
32	医嘱开始时间	YYYY - MM - DD	时间
33	医嘱结束时间	YYYY - MM - DD	时间
34	**克罗恩病-氨基水杨酸制剂使用**	是,否	文本
35	克罗恩病-氨基水杨酸制剂名称	美沙拉嗪,柳氮磺吡啶,奥沙拉秦,其他( )	文本
36	克罗恩病-氨基水杨酸制剂剂量		数值
37	克罗恩病-氨基水杨酸制剂频次		数值
38	克罗恩病-氨基水杨酸制剂用药途径	口服,灌肠,栓剂,其他( )	文本
39	医嘱开始时间	YYYY - MM - DD	时间
40	医嘱结束时间	YYYY - MM - DD	时间
41	**克罗恩病-抗菌药物使用**	是,否	文本
42	克罗恩病-抗菌药物名称	万古霉素,甲硝唑,奥硝唑,环丙沙星,左氧氟沙星,其他( )	文本
43	克罗恩病-抗菌药物剂量		数值
44	克罗恩病-抗菌药物频次		数值
45	克罗恩病-抗菌药物用药途径	口服,静脉,栓剂,其他( )	文本
46	医嘱开始时间	YYYY - MM - DD	时间
47	医嘱结束时间	YYYY - MM - DD	时间
48	**克罗恩病-糖皮质激素使用**	是,否	文本
49	克罗恩病-糖皮质激素名称	甲泼尼龙,泼尼松,地塞米松,氢化可的松,布地奈德	文本

序号	数 据 元 名 称	值　　　域	数据类型
50	克罗恩病-糖皮质激素剂量		数值
51	克罗恩病-糖皮质激素频次		数值
52	克罗恩病-糖皮质激素用药途径	口服,静脉,灌肠,其他（　）	文本
53	医嘱开始时间	YYYY－MM－DD	时间
54	医嘱结束时间	YYYY－MM－DD	时间
55	**克罗恩病-免疫抑制剂使用**	是,否	文本
56	克罗恩病-免疫抑制剂名称	硫唑嘌呤,甲氨蝶呤,沙利度胺,环孢素,他克莫司,其他（　）	文本
57	克罗恩病-免疫抑制剂剂量		数值
58	克罗恩病-免疫抑制剂频次		数值
59	克罗恩病-免疫抑制剂用药途径	口服,静脉,其他（　）	文本
60	医嘱开始时间	YYYY－MM－DD	时间
61	医嘱结束时间	YYYY－MM－DD	时间
62	**克罗恩病-生物制剂使用**	是,否	文本
63	克罗恩病-生物制剂名称	英夫利昔单抗,阿达木单抗,维得利珠单抗,乌司奴单抗,其他（　）	文本
64	克罗恩病-生物制剂剂量		数值
65	克罗恩病-生物制剂用药途径	静脉,皮下,肌肉,其他（　）	文本
66	医嘱开始时间	YYYY－MM－DD	时间
67	医嘱结束时间	YYYY－MM－DD	时间

中 医 类 疗 法

模 块 名 称			参 考 标 准	
中医类疗法			中华人民共和国中医药行业标准《中医外科病证诊断疗效标准》（ZY/T001.2—94）	
序号	数 据 元 名 称		值 域	数据类型
1	*内服	中药饮片		文本
2		中药配方颗粒		文本
3		中成药		文本
4		其他		文本
5		开始时间	YYYY-MM-DD	时间
6		结束时间	YYYY-MM-DD	时间
7	*外治	贴敷疗法		文本
8		熏洗疗法		文本
9		中药涂擦		文本
10		敷贴疗法		文本
11		溻渍疗法		文本

序号	数 据 元 名 称		值　　域	数据类型
12	*外治	灌注疗法		文本
13		药栓疗法		文本
14		灌肠疗法		文本
15		垫棉疗法		文本
16		药线疗法		文本
17		其他		文本
18	开始时间		YYYY‐MM‐DD	时间
19	结束时间		YYYY‐MM‐DD	时间
20	*其他	针刺	有,无	文本
21		艾灸	有,无	文本
22		拔罐	有,无	文本
23		穴位注射	有,无	文本
24		中药注射液导入	有,无	文本
25		推拿	有,无	文本
26	开始时间		YYYY‐MM‐DD	时间
27	结束时间		YYYY‐MM‐DD	时间

* 如有多项,请依次描述。

随　访

模　块　名　称	参　考　标　准
随访	中华人民共和国中医药行业标准《中医外科病证诊断疗效标准》（ZY/T001.2—94）。 肛瘘诊治中国专家共识（2020版）。 炎症性肠病诊断与治疗的共识意见（2018版）

序号	数据元名称	值　域	数据类型
1	随访时间	YYYY－MM－DD	时间
2	随访方式	门诊,电话随访,新媒体手段	文本
3	随访距手术时间（月）	≥6个月,<6个月	数值
4	随访评价	愈合,好转,无效,其他（　）	文本
5	创面描述	愈合,部分愈合,未愈合	文本
6	若愈合,愈合时间（周）		数值
7	若未愈合,剩余创面（cm²）		数值
8	疼痛	无,轻微疼痛,明显疼痛	文本
9	排便频次		文本
10	排便性状Bristol分型		数值

序号	数据元名称		值　域	数据类型
11	伴随症状		消瘦,低热,贫血,便血,排尿不畅,肛门坠胀,关节痛,皮疹,口腔溃疡,其他(　)	文本
12	肛门失禁程度	干便失禁	0分:从不;1分:很少,每月少于1次;2分:有时,每月超过1次且每周少于1次;3分:常常,每周超过1次但每天少于1次;4分:总是,每天超过1次	数值
13		稀便失禁	0分:从不;1分:很少,每月少于1次;2分:有时,每月超过1次且每周少于1次;3分:常常,每周超过1次但每天少于1次;4分:总是,每天超过1次	数值
14		气体失禁	0分:从不;1分:很少,每月少于1次;2分:有时,每月超过1次且每周少于1次;3分:常常,每周超过1次但每天少于1次;4分:总是,每天超过1次	数值
15		需要衬垫	0分:从不;1分:很少,每月少于1次;2分:有时,每月超过1次且每周少于1次;3分:常常,每周超过1次但每天少于1次;4分:总是,每天超过1次	数值
16		生活方式变	0分:从不;1分:很少,每月少于1次;2分:有时,每月超过1次且每周少于1次;3分:常常,每周超过1次但每天少于1次;4分:总是,每天超过1次	数值
17		总评分		数值
18		评分时间	YYYY - MM - DD	时间
19	肛门功能评估	排便感觉	0分(优):能区分粪与气体并感知排便全过程者;1分(良):排便全过程中不能完全区别粪与气体者;2分(差):全不能区别排气、排便者	数值

序号	数据元名称		值域	数据类型
20	肛门功能评估	肛门功能指诊情况	0分,裹指功能正常;1分,肛门有收缩力,裹指功能减退;2分,裹指无力,但肛门有收缩反应;3分,肛门无收缩反应	数值
21		总评分		数值
22		评分时间	YYYY‐MM‐DD	时间
23	疗效评定		痊愈:创面愈合,症状体征消失 显效:创面愈合,症状体征明显改善 有效:创面未愈合,症状体征有所改善 无效:创面未愈合,症状体征改善不明显	文本
24	克罗恩病‐BMI	BMI		数值
25	克罗恩病‐CDAI评分	CDAI	<150分:缓解期;150(包含)～220分:活动期轻度;220(包含)～450分:活动期中度;>450分(包含):活动期重度	数值
26	克罗恩病‐简化CDAI评分	简化CDAI	≤4分为缓解期;5～7分为轻度活动期;8～16分为中度活动期;>16分为重度活动期	数值
27	克罗恩病‐PADI评分	PDAI‐分泌物	0分:无;1分:少量黏性分泌物;2分:中等量黏性或脓性分泌物;3分:较多的脓性分泌物;4分:粪便污液	数值
28		PDAI‐疼痛和活动	0分:无痛,活动不受限;1分:疼痛但活动不受限;2分:疼痛且活动部分受限;3分:疼痛明显,活动明显受限;4分:很痛,活动严重受限	数值
29		PDAI‐性生活	0分:没有影响;1分:轻度受限;2分:中等受限;3分:明显受限;4分:不能过性生活	数值

序号	数据元名称		值　　域	数据类型
30	克罗恩病-PADI 评分	PDAI-肛周表现	0 分：没有或仅有皮赘；1 分：肛裂或黏膜撕裂；2 分：肛周瘘管数＜3；3 分：肛周瘘管数≥3；4 分：肛管括约肌溃疡或瘘管形成，并明显的皮肤缺损	数值
31		PDAI-硬结	0 分：无；1 分：较小；2 分：中等；3 分：较大硬结；4 分：明显波动感或脓肿	数值
32	克罗恩病-生活质量 IBDQ 评分	IBDQ		数值
33	克罗恩病-克罗恩病肛瘘生活质量 CAF-QoL 评分	CAF-QoL		数值
34	克罗恩病-随访实验室指标	随访实验室指标	粪钙卫蛋白(μg/g)	数值
35		随访实验室指标	CRP(mg/L)	数值
36		随访实验室指标	红细胞沉降率(mm/h)	数值
37		随访实验室指标	中性粒细胞明胶酶相关载脂蛋白(μg/L)	数值
38		随访实验室指标	白细胞 WBC(10^9/L)	数值
39		随访实验室指标	血红蛋白 HGB(g/L)	数值
40		随访实验室指标	白蛋白(g/L)	数值
41		随访实验室指标	生物制剂血药浓度	数值
42		随访实验室指标	生物制剂抗药抗体	数值

影像学或内镜学复查

模 块 名 称	参 考 标 准
影像学或内镜学复查	肛瘘诊治中国专家共识(2020 版)。 炎症性肠病诊断与治疗的共识意见(2018 版)。 克罗恩病肛瘘诊断与治疗的专家共识意见(2019 版)。 克罗恩病肛瘘的影像学诊断(10.3760/cma.j.issn.1671-0274.2014.03.004)

序号	数 据 元 名 称	值 域	数据类型
1	就诊时间	YYYY－MM－DD	时间
2	就诊类型	门诊,急诊,住院	文本
3	**肛周超声**	是,否	文本
4	检查时间	YYYY－MM－DD	时间
5	检查所见		文本
6	检查结果		文本
7	**肛周磁共振**	是,否	文本
8	检查时间	YYYY－MM－DD	时间
9	检查类型	平扫,增强	文本

序号	数 据 元 名 称	值　域	数据类型
10	检查所见		文本
11	检查结果		文本
12	Van Assche 评分		数值
13	**小肠 CT**	是, 否	文本
14	检查时间	YYYY - MM - DD	时间
15	检查所见		文本
16	检查结果		文本
17	**小肠镜**	是, 否	文本
18	检查时间	YYYY - MM - DD	时间
19	检查所见		文本
20	检查结果		文本
21	**胶囊内镜**	是, 否	文本
22	检查时间	YYYY - MM - DD	时间
23	检查所见		文本
24	检查结果		文本
25	**胸部 CT**	是, 否	文本
26	检查时间	YYYY - MM - DD	时间
27	检查所见		文本
28	检查结果		文本
29	**下腹部 CT**	是, 否	文本
30	检查时间	YYYY - MM - DD	时间

第二部分　克罗恩病肛瘘数据集

序号	数 据 元 名 称		值 域	数据类型
31		检查所见		文本
32		检查结果		文本
33		**肠镜**	是,否	文本
34		检查时间	YYYY – MM – DD	时间
35		检查所见		文本
36		检查结果		文本
37		**胶囊内镜**	是,否	文本
38		检查时间	YYYY – MM – DD	时间
39		检查所见		文本
40		检查结果		文本
41		**胃镜**	是,否	文本
42		检查时间	YYYY – MM – DD	时间
43		检查所见		文本
44		检查结果		文本
45		检查时间	YYYY – MM – DD	时间
46	克罗恩病-小肠 CTE/MRE 检查	整体肠道病灶位置	胃,十二指肠,空肠,回肠,回肠末端,回盲瓣,回盲部,盲肠,升结肠,降结肠,横结肠,降结肠,乙状结肠,直肠	文本
47		病变累及长度(cm)		数值

序号	数据元名称		值 域	数据类型
48	克罗恩病-小肠 CTE/MRE 检查	最后肠壁厚度(cm)		数值
49		溃疡	是,否	文本
50		梳状征	是,否	文本
51		MRE 病灶磁化传递率(MTR)		文本
52		狭窄	是,否	文本
53		狭窄累计长度(cm)		数值
54		最狭窄处内径(mm)		数值
55		近端肠管是否扩张	是,否	文本
56		扩张程度	轻度(3～4 cm);中重度(>4 cm)	文本
57		扩张最大径(cm)		数值
58		穿透性并发症	是,否	文本
59		病变肠道可见	脓肿,瘘管,炎性肿块,穿孔	文本
60		肠瘘性质	单纯性,复杂性	文本
61		磁共振活动指数 MaR2A	MaR2A<7 分:部分黏膜愈合;7 分≤MaR2A<11 分:部分溃疡愈合;MaR2A≥11 分:活动期	文本
62	肠镜检查(克罗恩病)	检查时间	YYYY - MM - DD hh:mm	时间
63		是否病变	是,否	文本
64		病变性质	节段性,连续性	文本
65		累及肠段	直肠,乙状结肠,降结肠,横结肠,升结肠,盲肠,回肠末端	文本
66		累及范围	<50%,50%～70%,>75%	文本

序号	数据元名称			值域	数据类型
67	肠镜检查(克罗恩病)		溃疡	有,无	文本
68			溃疡形式	浅溃疡,深溃疡	文本
69			溃疡形状	纵行,环形,椭圆形,不规则	文本
70			溃疡大小	阿弗他溃疡(0.1~0.5 cm),大溃疡(0.5~2 cm),巨大溃疡(>2 cm)	文本
71			溃疡面积(与肠管比)	<10%,10%~30%,>20%	文本
72			息肉样增生	无,散在,大量,黏膜桥,铺路石样改变	文本
73			肛管黏膜	正常,异常	文本
74			肛管痔疮	无,内痔,外痔,出血,血栓,瘢痕	文本
75			肛管其他	瘘管,肛乳头肥大,狭窄	文本
76			并发症狭窄	有,无	文本
77			狭窄部位	直肠,乙状结肠,降结肠,横结肠,升结肠,盲肠,回肠末端	文本
78			狭窄性质	单节段(内镜可通过),多节段(内镜可通过),内镜无法通过	文本
79			并发症瘘	有,无	文本
80			瘘部位	直肠,乙状结肠,降结肠,横结肠,升结肠,盲肠,回肠末端	文本
81			活检部位	直肠,乙状结肠,降结肠,横结肠,升结肠,盲肠,回肠末端	文本

序号	数　据　元　名　称		值　　域	数据类型
82	简化克罗恩病严重程度内镜评分系统(SES‐CD)	检查时间	YYYY‐MM‐DD hh：mm	时间
83		溃疡大小	0 分：无；1 分：浅小溃疡＜0.5 cm；2 分：较大溃疡 0.5～2 cm；3 分：巨大溃疡＞2 cm	文本
84		溃疡累积范围	0 分：无；1 分：＜10％；2 分：10％～30％；3 分：＞30％	文本
85		非溃疡病变范围	0 分：无；1 分：＜50％；2 分：50％～75％；3 分：＞75％	文本
86		肠段狭窄情况	0 分：无；1 分：单发，内镜可通过；2 分：多发，内镜可通过；3 分：狭窄，内镜无法通过	文本
87	**甲状腺超声**		是，否	文本
88	检查时间		YYYY‐MM‐DD	时间
89	检查所见			文本
90	检查结果			文本

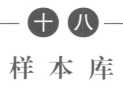

样 本 库

模块名称	参考标准		
样本库	专家推荐		
序号	数据元名称	值域	数据类型
1	样本留取	是,否	文本
2	样本编号		文本
3	样本类型	血清,血浆,粪便,手术标本,其他（ ）	文本
4	采集部位		文本
5	样本定量(mm³)		数值
6	样本入库时间	YYYY－MM－DD	时间
7	样本出库时间	YYYY－MM－DD	时间
8	样本存储位置		文本

第三部分

婴幼儿肛瘘数据集

患者人口学信息

模 块 名 称	参 考 标 准		
患者人口学信息	中华人民共和国卫生行业标准 WS 445.10—2014 电子病历基本数据集 第 10 部分：住院病案首页		
序号	数据元名称	值 域	数据类型
1	姓名		文本
2	性别	男，女	文本
3	出生时间	YYYY‑MM‑DD	时间
4	民族	（GBT 3304—1991 民族编码）	文本
5	血型	A，B，O，AB，未测	文本
6	证件类型		文本
7	证件号码		文本
8	出生地		文本
9	现住址		文本
10	联系人		文本

序号	数据元名称	值　域	数据类型
11	与患者关系		文本
12	联系人电话		文本
13	发病节气	立春,雨水,惊蛰,春分,清明,谷雨,立夏,小满,芒种,夏至,小暑,大暑,立秋,处暑,白露,秋分,寒露,霜降,立冬,小雪,大雪,冬至,小寒,大寒	文本

就 诊 记 录

模 块 名 称		参 考 标 准	
就诊记录		中华人民共和国卫生行业标准 WS 445.10—2014 电子病历基本数据集 第 10 部分：住院病案首页	
序号	数 据 元 名 称	值 域	数据类型
1	住院号		文本
2	入院时间	YYYY - MM - DD	时间
3	就诊类型	门诊,急诊,住院	文本
4	出院时间	YYYY - MM - DD	时间
5	住院天数(天)		数值
6	住院费用(元)		数值
7	转归	治愈,好转,不变,恶化,死亡	文本
8	转归时间	YYYY - MM - DD	时间
9	门诊号		文本
10	就诊时间	YYYY - MM - DD	时间

注：序号1—8属于"病案首页"模块，序号9—10属于"门/急诊记录"模块。

三

现 病 史

模 块 名 称	参 考 标 准	
现病史	中华人民共和国卫生行业标准 WS 445.12—2014 电子病历基本数据集 第 12 部分：入院记录。 病历书写基本规范(2010 版)。 肛瘘诊治中国专家共识(2020 版)	

序号	数 据 元 名 称	值 域		数据类型
1	起病时间	YYYY-MM-DD		数值
2	肛周局部症状	肛周溃脓	有,无	文本
3	伴随症状	腹痛,腹泻,消瘦,低热,贫血,便血,其他( )		文本
4	发病诱因	腹泻,便秘,其他( )		文本
5	患儿的主要饮食构成	母乳,代乳品,混合喂养(母乳＋代乳品),辅食为主,成人饮食		文本
6	患儿排便频率	＜1 次/天,1～2 次/天,2～3 次/天,≥3 次/天		文本
7	患儿平时大便性状多数为(婴幼儿大便分类法)	尿布污迹,达尿布面积 25％,占尿布面积 25％～50％,超过尿布面积 50％; 水样便,软便,成形便,硬便; 黄色,棕色,绿色,橙色,墨绿色,陶土色		文本
8	患儿平时大便性状多数为(布里斯托大便分类法)	1 型,2 型,3 型,4 型,5 型,6 型,7 型		文本

序号	数据元名称	值　域	数据类型
9	患儿能否主动表达便意?	能,有时,否	文本
10	患儿控制排便的能力	良好,较差,不能控制,无法判断	文本
11	患儿是否有喷嚏、咳嗽、活动或不定时漏出液体、固体大便或气体?	有,很少,无	文本
12	患儿因污粪更换衣物或尿布的频率?	经常(≥3 次/天),很少(1~2 次/天),无(0 次)	文本
13	是否有因为异常漏粪而限制患儿的饮食?	有,很少,无	文本
14	是否因异常漏粪而影响患儿正常生活或玩耍?	有,很少,无,不适用	文本
15	是否需使用控便药物或其他治疗来改善患儿粪便质地或减少排便次数?	是,很少,否	文本
16	患儿平时面部表情	微笑或无特定表情,偶尔面部扭曲或皱眉,持续颤抖下巴/缩紧下颚/皱紧眉头	文本
17	患儿活动度	安静平躺/正常体位/可顺利移动,急促不安/来回移动/紧张/移动犹豫,卷曲或痉挛/来回摆动/头部左右摇动/揉搓身体某部分	文本
18	患儿哭闹程度	不哭不闹,呻吟或啜泣/偶尔哭泣/叹息,不断哭泣/尖叫或抽泣/呻吟	文本
19	患儿是否需要安慰	平静的/满足的/放松/不要求安慰,可通过偶尔身体接触消除疑虑/分散注意,安慰有困难	文本
20	是否使用氨基酸奶粉	是,否	文本

序号	数 据 元 名 称	值　　域	数据类型
21	是否有药物治疗	是,否	文本
22	药物名称		文本
23	是否有手术治疗	是,否	文本
24	手术名称*		文本
25	手术时间*	YYYY－MM－DD	时间
26	手术就诊类型*	门诊,急诊,住院	文本

*　如有多次,请依次填写。

四

既 往 史

模 块 名 称		参 考 标 准
既往史		中华人民共和国卫生行业标准 WS 445.12—2014 电子病历基本数据集 第 12 部分：入院记录。病历书写基本规范(2010 版)

序号	数据元名称	值　域	数据类型
1	既往疾病	无,有　若有,请描述_____	文本
2	传染病病史	是,否	
3	传染病名称		文本
4	药物过敏史	是,否	
5	过敏药物名称		文本
6	既往手术史	无,有　如有多次,请依次描述_____	
7	手术名称		文本
8	手术时间	YYYY - MM - DD	时间

个 人 史

模 块 名 称	参 考 标 准		
个人史	中华人民共和国卫生行业标准 WS 445.12—2014 电子病历基本数据集 第 12 部分：入院记录。 病历书写基本规范(2010 版)		
序号	数据元名称		值 域	数据类型
1	出生史	第几胎		数值
2		第几产		数值
3		足月产	是,否	文本
4		顺产	是,否	文本
5	出生体重(kg)			数值
6	家族史		无,有　若有,请描述_____	文本
7	生长发育史		正常,迟缓	文本
8	过敏史		无,有　若有,请描述_____	文本

六

体 格 检 查

模 块 名 称	参 考 标 准
体格检查	中华人民共和国卫生行业标准 WS 445.12—2014 电子病历基本数据集 第 12 部分：入院记录。 病历书写基本规范(2010 版)。 肛瘘诊治中国专家共识(2020 版)

序号	数据元名称	值 域	数据类型
1	检查时间	YYYY‐MM‐DD	时间
2	体温(℃)		数值
3	心率(次/分)		数值
4	呼吸(次/分)		数值
5	身高(cm)		数值
6	体重(kg)		数值
7	BMI(kg/m^2)		数值
8	营养状态	正常,营养不良,营养过剩	文本
9	体位	截石位,膝胸位	文本

序号	数据元名称		值　　域	数据类型
10	视诊	肛门位置	正常,移位	文本
11		肛门形态	正常,变形,缺如,闭锁	文本
12		肛周皮肤	红肿,丘疹,红斑,糜烂,抓痕,瘢痕,其他(　)	文本
13		外口	无,有　如有多个外口,请依次填写	文本
14		外口形状		文本
15		外口数目(个)		数值
16		外口点位	1～12 点位	文本
17		外口距离肛门长度(cm)		数值
18		肛周分泌物	无分泌物,血液,脓液,脓血,黏液,粪水	文本
19	触诊	肛周	正常,触痛,波动感,条索状硬条,结块,其他(　)	文本
20	指诊	指套表面	无分泌物,血液,脓液,脓血,黏液,粪水,其他(　)	文本

诊 断 信 息

模 块 名 称	参 考 标 准
诊断信息	国际疾病分类（ICD-10）。 中医 TCD 编码。 国家中医药管理局行业诊疗标准。 中华中医药学会肛肠分会诊断标准

序号	数据元名称		值　域	数据类型
1	就诊类型		门诊,急诊,住院	文本
2	就诊时间		YYYY-MM-DD	时间
3	西医诊断	西医名称	肛瘘,复杂性肛瘘,其他（　）	文本
4		ICD 编码	K60.300,K60.303	文本
5		Parks 分类	括约肌间瘘,经括约肌瘘,括约肌上瘘,括约肌外瘘	文本
6	中医诊断	中医病名	肛漏病	文本
7		TCD 编码	BWG050	文本
8		中医证候	湿热下注证,正虚邪恋证,阴液亏虚证	文本
9		分类	低位单纯性肛瘘,低位复杂性肛瘘,高位单纯性肛瘘,高位复杂性肛瘘	文本

实验室检查

模　块　名　称	参　考　标　准
实验室检查	中华人民共和国卫生行业标准 WS 445.4—2014 电子病历基本数据集 第4部分：检查检验记录。 检查方法与项目遵循 LOINC 标准

序号	数　据　元　名　称		值　　域	数据类型
1	就诊时间		YYYY - MM - DD	时间
2	就诊类型		门诊,急诊,住院	文本
3	报告名称			文本
4	血常规	白细胞计数(10^9/L)		数值
5		红细胞计数(10^{12}/L)		数值
6		血红蛋白(g/L)		数值
7		血小板计数(10^9/L)		数值
8		平均红细胞体积(fl)		数值

序号	数据元名称		值　域	数据类型
9	血常规	红细胞分布宽度变异系数		数值
10		红细胞压积(%)		数值
11		红细胞分布宽度标准差		数值
12		淋巴细胞百分率(%)		数值
13		单核细胞百分率(%)		数值
14		中性粒细胞百分率(%)		数值
15		嗜酸细胞百分率(%)		数值
16		嗜碱细胞百分率(%)		数值
17		淋巴细胞绝对值(10^9/L)		数值
18		单核细胞绝对值(10^9/L)		数值
19		中性粒细胞绝对值(10^9/L)		数值
20		嗜酸细胞绝对值(10^9/L)		数值
21		嗜碱细胞绝对值(10^9/L)		数值
22		大型血小板比率(%)		数值
23		血小板压积(%)		数值
24		血小板平均体积(fl)		数值
25		血小板分布宽度		数值
26		送检时间	YYYY - MM - DD	时间
27	出凝血检查	纤维蛋白原(g/L)		数值
28		部分凝血酶原时间(s)		数值
29		凝血酶原时间(s)		数值

序号	数据元名称		值　域	数据类型
30	出凝血检查	凝血酶原活动度(％)		数值
31		国际标准化比值		数值
32		凝血酶时间(s)		数值
33		D-二聚体(mg/L)		数值
34		纤维蛋白(原)降解产物(mg/L)		数值
35		送检时间	YYYY-MM-DD	数值
36		红细胞沉降率		文本
37		送检时间	YYYY-MM-DD	时间
38		脓培养		文本
39		送检时间	YYYY-MM-DD	时间
40	粪常规	大便颜色		文本
41		吞噬细胞(/HP)		数值
42		寄生虫卵		文本
43		粪便转铁蛋白		文本
44		隐血		文本
45		镜检白细胞(/HP)		数值
46		镜检红细胞(/HP)		数值
47		粪钙卫蛋白(μg/g)		数值
48		送检时间	YYYY-MM-DD	时间

第三部分　婴幼儿肛瘘数据集

影像学检查-肛周超声检查

模 块 名 称		参 考 标 准	
影像学检查-肛管彩超检查		肛瘘诊治中国专家共识（2020版）	
序号	数 据 元 名 称	值 域	数据类型
1	检查部位		文本
2	检查时间	YYYY‐MM‐DD	时间
3	检查类型	肛周	文本
4	检查描述	外口位置		文本
5		外口数目（个）		数值
6		瘘管走行		文本
7		内口位置		文本
8		内口数目（个）		数值
9		合并脓肿	是，否	文本
10		括约肌延续性		文本
11		括约肌完整性		文本

序号	数　据　元　名　称		值　域	数据类型
12	检查结果	括约肌间瘘		文本
13		经括约肌瘘		文本
14		括约肌上瘘		文本
15		括约肌外瘘		文本

手 术 治 疗

模 块 名 称		参 考 标 准		
手术治疗		肛瘘诊治中国专家共识（2020 版）		
序号	数 据 元 名 称	值 域		数据类型
1		手术开始时间	YYYY－MM－DD　HH－MM	时间
2		手术结束时间	YYYY－MM－DD　HH－MM	文本
3	麻醉记录	麻醉医师		文本
4		麻醉方式	腰麻,局麻,硬膜外麻醉,全麻,静脉,复合,其他（　）	文本
5		ASA 分级	Ⅰ级,Ⅱ级,Ⅲ级,Ⅳ级,Ⅴ级	文本
6	手术记录	手术紧急程度	急诊手术,择期手术,其他（　）	文本
7		手术切口清洁程度	清洁,清洁-污染,污染,感染	文本
8		手术持续时间（min）		数值
9		手术级别	一级,二级,三级,四级	文本

序号	数据元名称		值 域	数据类型
10	手术记录	手术名称	肛瘘切开术,肛瘘切除术,肛瘘切开挂线术,肛瘘切开袋形缝合术,肛瘘切开旷置术,肛瘘多切口拖线术,肛瘘置管引流术,括约肌间瘘管结扎术(LIFT手术),直肠推移瓣术,肛门皮肤瓣术,肛瘘镜探查治疗术,激光消融闭合术,TROPIS手术,生物蛋白胶封堵术,肛瘘栓填充术,干细胞注射术,肛瘘夹内口夹闭术,切开引流术,切开松弛挂线引流术,其他( )	文本
11		术者		文本
12		Ⅰ助		文本
13		Ⅱ助		文本
14		能量设备	无,电刀,超声刀,其他( )	文本
15		切口类别	一类切口,二类切口,三类切口	文本
16		引流管	有,无	文本
17		引流管数量(根)		数值

病 理 检 查

模 块 名 称	参 考 标 准
病理检查	中华人民共和国卫生行业标准 WS 445.4—2014 电子病历基本数据集 第 4 部分：检查检验记录

序号	数 据 元 名 称	值 域	数据类型
1	就诊时间	YYYY - MM - DD	时间
2	就诊类型	门诊,住院	文本
3	病理号		文本
4	病理收到时间	YYYY - MM - DD	时间
5	病理报告时间	YYYY - MM - DD	时间
6	手术标本名称	肛门切除物,肛门瘘管,坏死组织,其他（　）	文本
7	检查时间	YYYY - MM - DD	时间
8	组织部位	内口处,外口处,瘘管	文本
9	检查结论		文本
10	组织大小（mm³）		数值

序号	数据元名称	值　域	数据类型
11	肠镜病理	有,无	文本
12	病理组织部位	回肠末端,回盲部,升结肠,横结肠,降结肠,乙状结肠,直肠	文本
13	组织大小(mm³)		数值
14	检查结论	炎性息肉增生,克罗恩病,炎症性肠病,回肠末端溃疡,直肠炎,其他（　　）	文本

模块名称		参 考 标 准		
药物治疗		肛瘘的诊治专家共识（2020版）		
序号	数据元名称	值 域		数据类型
1	**抗生素使用**	是，否		文本
2	抗生素名称、用法			文本
3	医嘱开始时间	YYYY - MM - DD		时间
4	医嘱结束时间	YYYY - MM - DD		时间
5	**院内制剂使用**	是，否		文本
6	院内制剂名称、用法			文本
7	医嘱开始时间	YYYY - MM - DD		时间
8	医嘱结束时间	YYYY - MM - DD		时间

序号	数 据 元 名 称	值　域	数据类型
9	**外用药物使用**	是,否	文本
10	外用药物名称、用法		文本
11	医嘱开始时间	YYYY - MM - DD	时间
12	医嘱结束时间	YYYY - MM - DD	时间

中 医 类 疗 法

模 块 名 称		参 考 标 准	
中医类疗法		中华人民共和国中医药行业标准《中医外科病证诊断疗效标准》（ZY/T001.2—94）	

序号	数 据 元 名 称		值 域	数据类型
1	*内服	中药饮片		文本
2		中药配方颗粒		文本
3		中成药		文本
4		其他		文本
5	开始时间		YYYY - MM - DD	时间
6	结束时间		YYYY - MM - DD	时间
7	*外治	贴敷疗法		文本
8		熏洗疗法		文本
9		中药涂擦		文本
10		敷贴疗法		文本
11		溻渍疗法		文本

序号	数据元名称		值　域	数据类型
12	*外治	灌注疗法		文本
13		药栓疗法		文本
14		灌肠疗法		文本
15		垫棉疗法		文本
16		药线疗法		文本
17		其他		文本
18	开始时间		YYYY-MM-DD	时间
19	结束时间		YYYY-MM-DD	时间
20	*其他	针刺	有,无	文本
21		艾灸	有,无	文本
22		拔罐	有,无	文本
23		穴位注射	有,无	文本
24		中药注射液导入	有,无	文本
25		推拿	有,无	文本
26	开始时间		YYYY-MM-DD	时间
27	结束时间		YYYY-MM-DD	时间

＊ 如有多项,请依次描述。

随访基本信息

模 块 名 称	参 考 标 准
随访基本信息	肛瘘诊治中国专家共识(2020版)。 中华人民共和国中医药行业标准《中医外科病证诊断疗效标准》(ZY/T001.2—94)

序号	数据元名称	值 域	数据类型
1	随访时间	YYYY‐MM‐DD	时间
2	随访方式	门诊,电话随访,新媒体手段	文本
3	随访距手术时间(月)	≥6个月,<6个月	文本
4	随访评价	愈合,好转,无效,其他( )	文本
5	创面描述	愈合,部分愈合,未愈合	文本
6	若愈合,愈合时间(周)		数值
7	若未愈合,剩余创面(cm^2)		数值
8	患儿排便频率	<1次/天,1~2次/天,2~3次/天,≥3次/天	文本
9	患儿平时大便性状多数为(婴幼儿大便分类法)	尿布污迹、达尿布面积25%,占尿布面积25%~50%,超过尿布面积50%; 水样便,软便,成形便,硬便; 黄色,棕色,绿色,橙色,墨绿色,陶土色	文本

序号	数据元名称	值　域	数据类型
10	患儿平时大便性状多数为(布里斯托大便分类法)	1型,2型,3型,4型,5型,6型,7型	文本
11	患儿的主要饮食构成	母乳,代乳品,混合喂养(母乳+代乳品),辅食为主,成人饮食	文本
12	患儿能否主动表达便意?	能,有时,否	文本
13	患儿控制排便的能力	良好,较差,不能控制,无法判断	文本
14	患儿是否有喷嚏、咳嗽、活动或不定时漏出液体、固体大便或气体?	有,很少,无	文本
15	患儿因污粪更换衣物或尿布的频率?	经常(≥3次/天),很少(1~2次/天),无(0次)	文本
16	是否有因为异常漏粪而限制患儿的饮食?	有,很少,无	文本
17	是否因异常漏粪而影响患儿正常生活或玩耍?	有,很少,无,不适用	文本
18	是否需使用控便药物或其他治疗来改善患儿粪便质地或减少排便次数?	是,很少,否	
19	患儿平时面部表情	微笑或无特定表情,偶尔面部扭曲或皱眉,持续颤抖下巴/缩紧下颚/皱紧眉头	文本
20	患儿活动度	安静平躺/正常体位/可顺利移动,急促不安/来回移动/紧张/移动犹豫,卷曲或痉挛/来回摆动/头部左右摇动/揉搓身体某部分	文本
21	患儿哭闹程度	不哭不闹,呻吟或啜泣/偶尔哭泣/叹息,不断哭泣/尖叫或抽泣/呻吟	文本

序号	数据元名称	值　域	数据类型
22	患儿是否需要安慰	平静的/满足的/放松/不要求安慰,可通过偶尔身体接触消除疑虑/分散注意,安慰有困难	文本
23	疗效评定	痊愈:创面愈合,症状体征消失; 显效:创面愈合,症状体征明显改善; 有效:创面未愈合,症状体征有所改善; 无效:创面未愈合,症状体征改善不明显	文本

随 访 影 像 学

模块名称	参 考 标 准		
随访影像学	肛瘘诊治中国专家共识(2020 版)		
序号	数据元名称	值 域	数据类型
1	随访时间	YYYY – MM – DD	时间
2	随访方式	门诊,急诊,住院	文本
3	**肛周超声**	是,否	文本
4	检查时间	YYYY – MM – DD	时间
5	检查所见		文本
6	检查结果	愈合,未愈合	文本

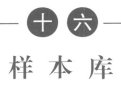

样 本 库

模块名称	参考标准		
样本库	专家推荐		

序号	数据元名称	值域	数据类型
1	是否留取样本	是,否	文本
2	样本编号		文本
3	样本类型	血清,血浆,粪便,手术标本	文本
4	采集部位		文本
5	样本定量		数值
6	单位		文本
7	样本入库时间	YYYY - MM - DD	时间
8	样本出库时间	YYYY - MM - DD	时间
9	样本存储位置		文本

附　　表

　　肛瘘数据集参考附表 1、附表 2、附表 3、附表 4、附表 5、附表 10、附表 11;克罗恩病肛瘘数据集参考附表 1、附表 2、附表 3、附表 4、附表 6、附表 10、附表 11;婴幼儿肛瘘数据集参考附表 7、附表 8、附表 9、附表 10。

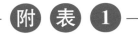

Bristol 粪便性状量表

序号	数据元名称	值域	数据类型
1	1型：坚果状，颗粒样干硬粪便，很难排出		文本
2	2型：腊肠状，表面凹凸		文本
3	3型：腊肠状，表面有裂痕		文本
4	4型：腊肠状或蛇状，表面光滑柔软		文本
5	5型：柔软团块，边缘光滑，容易排出		文本
6	6型：糊状便，松散碎片，边缘破槽		文本
7	7型：水样便，无固体形状		文本

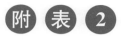

附 表 ②

疼痛评分量表

序号	数 据 元 名 称	值 域	数据类型
1	0：无痛，正常		数值
2	1～2：轻微疼痛，不影响睡眠		数值
3	3～4：轻度疼痛，轻度影响睡眠		数值
4	5～6：中度疼痛，需要服用止痛药		数值
5	7～8：重度疼痛，明显影响睡眠		数值
6	9～10：剧烈疼痛，剧痛、大汗、强迫体位、痛不欲生		数值

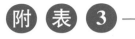

肛门功能评估量表

序号	数据元名称		值　域	数据类型	备　注
1	就诊时间		YYYY－MM－DD	时间	—
2	就诊类型		门诊,急诊,住院	文本	—
3	评估时间		YYYY－MM－DD	时间	—
4	Wexner 评分	气体		数值	0分:从不,0次;1分:很少,每月少于1次;2分:有时,每月超过1次且每周少于1次;3分:常常,每周超过1次但每天少于1次;4分:总是,每天超过1次
5		稀便		数值	
6		固体		数值	
7		需要衬垫		数值	
8		生活方式改变		数值	
9	肛门功能指诊			数值	0分:裹指功能正常;1分:肛门有收缩力,裹指功能减退;2分:裹指无力,但肛门有收缩反应;3分:肛门无收缩反应
10	总评分			数值	—

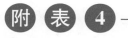

大便失禁生活质量量表

序号	数据源名称		值域	数据类型	备注
1	(1) 总体而言,您的健康状况是			数值	1分:差;2分:一般;3分:好;4分:很好;5分:非常好
2	(2) 针对下列每一个项目,请选择因大便失禁给您带来困扰的频率。若不是因大便失禁出现下列困扰,请选择不适用	a. 我害怕出门		数值或文本	1分:总是;2分:经常;3分:偶尔;4分:从不;不适用
3		b. 我避免外出会友		数值或文本	
4		c. 我避免在外过夜		数值或文本	
5		d. 我不敢去看电影或去教堂		数值或文本	
6		e. 我在出门前不敢多吃		数值或文本	
7		f. 每当我外出时,都尽量待在洗手间附近		数值或文本	
8		g. 必须根据排便习惯来安排我的日常活动行程		数值或文本	
9		h. 我避免旅行		数值或文本	
10		i. 我担心来不及上厕所		数值或文本	
11		j. 我觉得无法自主控制肠胃		数值或文本	
12		k. 我一有便意就控制不住,赶不及上厕所		数值或文本	
13		l. 大便失禁不自知		数值或文本	
14		m. 我尽量待在洗手间附近,以避免大便失禁		数值或文本	

序号	数据源名称		值域	数据类型	备注
15		a. 我感到无地自容		数值或文本	
16		b. 我有很多想做的事做不了		数值或文本	
17		c. 我担心大便失禁		数值或文本	
18		d. 我感到抑郁		数值或文本	
19	（3）针对下列每一个项目，请选择因大便失禁给您带来困扰的程度。若不是因大便失禁出现下列困扰，请选择不适用	e. 担心别人闻到我身上的大便		数值或文本	1分：非常同意；2分：同意；3分：不同意；4分：非常反对；不适用
20		f. 我觉得自己不健康		数值或文本	
21		g. 我没那么享受生活了		数值或文本	
22		h. 有意减少房事次数		数值或文本	
23		i. 我感觉和其他人不同		数值或文本	
24		j. 总是担心会发生大便失禁		数值或文本	
25		k. 我害怕同房		数值或文本	
26		l. 我避免乘飞机或乘火车		数值或文本	
27		m. 我避免外出吃饭		数值或文本	
28		n. 每当我去一个新地方，我都会特别关注洗手间的位置		数值或文本	
29	（4）在过去的一个月里，你是否感到悲伤、沮丧、绝望，或者遇到什么事都不值得做诸如此类的问题？			数值	1分：一直有上述负面情绪；2分：经常有；3分：很多时候；4分：有时候（已对我产生困扰）；5分：偶尔；6分：没有上述负面情绪

序号	数 据 源 名 称		值 域	数据类型	备 注
30	评分	生活方式		数值	10 项：题目 2a、2b、2c、2d、2e、2g、2h、3b、3l、3m 的平均分
31		应对/行为		数值	9 项：题目 2f、2i、2j、2k、2m、3d、3h、3j、3n 的平均分
32		抑郁/自我感觉		数值	7 项：题目 1、3d、3f、3g、3i、3k、题目 4 的平均分
33		尴尬		数值	3 项：题目 2l、3a、3e 的平均分
34	总评分			数值	—

生活质量量表(SF - 36)

序号	数 据 元 名 称		值 域	数据类型	备 注
1	就诊时间		YYYY - MM - DD	时间	—
2	就诊类型		门诊,急诊,住院	文本	—
3	评估时间		YYYY - MM - DD	时间	—
4	总体来讲,您的健康状况			文本	① 非常好;② 很好;③ 好;④ 一般;⑤ 差
5	跟 1 年前相比,您觉得您的健康状况			文本	① 比 1 年前好多了;② 比 1 年前好一些;③ 跟 1 年前差不多;④ 比 1 年前差一些;⑤ 比 1 年前差多了
6	以下这些问题都与日常活动有关。请您想一想,您的健康状况是否限制了这些活动?如果有限制,程度如何?	重体力活动,如:跑步、参加剧烈运动等		文本	① 限制很大;② 有些限制;③ 毫无限制
7		适度的活动,如扫地、打太极拳、做简单体操等		文本	
8		手提日用品,如买菜、购物等		文本	
9		上几层楼梯		文本	
10		上一层楼梯		文本	

序号	数 据 元 名 称		值　域	数据类型	备　注
11	以下这些问题都与日常活动有关。请您想一想,您的健康状况是否限制了这些活动?如果有限制,程度如何?	弯腰、屈膝、下蹲		文本	① 限制很大;② 有些限制;③ 毫无限制
12		步行 1 500 m 以上的路程		文本	
13		步行 1 000 m 的路程		文本	
14		步行 100 m 的路程		文本	
15		自己洗澡、穿衣		文本	
16	在过去 4 周里,您的工作和日常活动有无因为身体健康的原因而出现以下这些问题?	减少了工作或其他活动的时间		文本	① 是;② 不是
17		本来想做的事情只能完成一部分		文本	
18		想要干的工作和活动的种类受到限制		文本	
19		完成工作或其他活动的困难增多(如需要额外的努力)		文本	
20	在过去 4 周里,您的工作和日常活动有无因为情绪的原因(如压抑或忧虑)而出现以下这些问题?	减少了工作或活动时间		文本	
21		本来想要做的事情只能完成一部分		文本	
22		干事情不如平时仔细		文本	
23	在过去 4 周里,您的健康或情绪不好在多大程度上影响了您与家人、朋友、邻居或集体的正常社会交往?			文本	① 完全没有影响;② 有一点影响;③ 中等影响;④ 影响很大;⑤ 影响非常大

序号	数据元名称		值域	数据类型	备注
24	在过去 4 周里,您有身体疼痛吗?			文本	① 完全没有疼痛;② 有很轻微疼痛;③ 有轻微疼痛;④ 中等疼痛;⑤ 严重疼痛;⑥ 很严重疼痛
25	在过去 4 周里,身体疼痛影响您的工作和家务吗?			文本	① 完全没有影响;② 有一点影响;③ 中等影响;④ 影响很大;⑤ 影响非常大
26	以下这些问题是有关过去 1 个月里您自己的感觉,对每一问题所说的事情,您的情况是什么样的?	您觉得生活充实		文本	① 所有的时间;② 大部分时间;③ 比较多时间;④ 一部分时间;⑤ 小部分时间;⑥ 没有这种感觉
27		您是一个敏感的人		文本	
28		您的情绪非常不好,什么事都不能使您高兴		文本	
29		您的心里很平静		文本	
30		您做事情精力充沛		文本	
31		您的情绪低落		文本	
32		您觉得筋疲力尽		文本	
33		您是一个快乐的人		文本	
34		您感到厌烦		文本	
35		不健康影响了您的社会活动(如走亲访友)		文本	
36	请看下面每一条问题,哪一种答案最符合您的情况?	我好像比别人容易生病		文本	① 绝对正确;② 大部分正确;③ 不能肯定;④ 大部分错误;⑤ 绝对错误
37		我跟周围人一样健康		文本	
38		我认为我的健康状况在变坏		文本	
39		我的健康状况非常好		文本	

序号	数　据　元　名　称	值　域	数据类型	备　注
40	生理功能得分		数值	据上述条目计算
41	生理职能得分		数值	据上述条目计算
42	躯体疼痛得分		数值	据上述条目计算
43	总体健康得分		数值	据上述条目计算
44	活力得分		数值	据上述条目计算
45	社会功能得分		数值	据上述条目计算
46	情感职能得分		数值	据上述条目计算
47	精神健康得分		数值	据上述条目计算

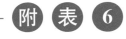

生活质量量表 IBD‑Q 和 CAF‑QoL

序号		数据元名称	值 域	数据类型	备 注
1		就诊时间	YYYY‑MM‑DD	时间	—
2		就诊类型	门诊,急诊,住院	文本	—
3		评估时间	YYYY‑MM‑DD	时间	—
4	IBD‑Q	过去2周,您的大便次数有多频繁?请选择下列其中一个选项反映过去2周您的大便频率:		文本	① 大便次数比过去任何时候频繁,或者和过去最严重时一样;② 极度频繁;③ 非常频繁;④ 大便次数频率中度增加;⑤ 大便次数频率轻度增加;⑥ 大便次数频率轻微增加;⑦ 正常,大便次数频率没有增加
5		过去2周,您有多少时间受到疲劳、乏力或筋疲力尽的影响?请选择下列其中一个选项以反映过去2周您因疲劳、乏力而受影响的时间:		文本	① 所有时间;② 大部分时间;③ 很多时间;④ 有些时间;⑤ 少部分时间;⑥ 很少时间;⑦ 完全没有
6		过去2周,您有多少时间感到挫折、不耐烦或烦躁不安?请选择一项:		文本	① 所有时间;② 大部分时间;③ 很多时间;④ 有些时间;⑤ 少部分时间;⑥ 很少时间;⑦ 完全没有

序号	数据元名称		值 域	数据类型	备 注
7	IBD‐Q	过去 2 周,您有多少时间因肠道问题而不能上学或工作? 请选择一项:		文本	① 所有时间;② 大部分时间;③ 很多时间;④ 有些时间;⑤ 少部分时间;⑥ 很少时间;⑦ 完全没有
8		过去 2 周,您有多少时间有解稀便的现象? 请选择一项:		文本	① 所有时间;② 大部分时间;③ 很多时间;④ 有些时间;⑤ 少部分时间;⑥ 很少时间;⑦ 完全没有
9		过去 2 周,您精力如何? 请选择一项:		文本	① 完全没有精力;② 精力很少;③ 少许精力;④ 有些精力;⑤ 中等量精力;⑥ 精力很多;⑦ 精力旺盛
10		过去 2 周,您有多少时间担心您的肠道问题可能需要手术治疗? 请选择一项:		文本	① 所有时间;② 大部分时间;③ 很多时间;④ 有些时间;⑤ 少部分时间;⑥ 很少时间;⑦ 完全没有
11		过去 2 周,您有多少时间因为肠道问题而不得不推迟或取消社交活动? 请选择一项:		文本	① 所有时间;② 大部分时间;③ 很多时间;④ 有些时间;⑤ 少部分时间;⑥ 很少时间;⑦ 完全没有
12		过去 2 周,您有多少时间因腹部绞痛而烦恼? 请选择一项:		文本	① 所有时间;② 大部分时间;③ 很多时间;④ 有些时间;⑤ 少部分时间;⑥ 很少时间;⑦ 完全没有
13		过去 2 周,您有多少时间感到身体不适? 请选择一项:		文本	① 所有时间;② 大部分时间;③ 很多时间;④ 有些时间;⑤ 少部分时间;⑥ 很少时间;⑦ 完全没有

序号		数 据 元 名 称	值　　域	数据类型	备　　注
14		过去2周,您有多少时间因担心找不到厕所而烦恼?请选择一项:		文本	① 所有时间;② 大部分时间;③ 很多时间;④ 有些时间;⑤ 少部分时间;⑥ 很少时间;⑦ 完全没有
15		过去2周,肠道问题给您原本想参加的休闲或体育运动带来多大困难?请选择一项:		文本	① 很大困难,无法进行活动;② 很多困难;③ 中等度困难;④ 有些困难;⑤ 很少困难;⑥ 极少困难;⑦ 没有困难,肠道问题没有限制体育或休闲活动
16		过去2周,您有多少时间因腹痛而烦恼?请选择一项:		文本	① 所有时间;② 大部分时间;③ 很多时间;④ 有些时间;⑤ 少部分时间;⑥ 很少时间;⑦ 完全没有
17	IBD-Q	过去2周,您有多少时间因夜间不能睡眠或夜间醒来而烦恼?请选择一项:		文本	① 所有时间;② 大部分时间;③ 很多时间;④ 有些时间;⑤ 少部分时间;⑥ 很少时间;⑦ 完全没有
18		过去2周,您有多少时间感到抑郁或沮丧?请选择一项:		文本	① 所有时间;② 大部分时间;③ 很多时间;④ 有些时间;⑤ 少部分时间;⑥ 很少时间;⑦ 完全没有
19		过去2周,您有多少时间因您想要去的场所附近没有厕所而去不了?请选择一项:		文本	① 所有时间;② 大部分时间;③ 很多时间;④ 有些时间;⑤ 少部分时间;⑥ 很少时间;⑦ 完全没有
20		总的来说,过去2周,大量放屁对您来说是一多大问题?请选择一项:		文本	① 是一严重问题;② 是一重大问题;③ 是一明显问题;④ 有些麻烦;⑤ 很少麻烦;⑥ 绝少麻烦;⑦ 没有麻烦

序号		数 据 元 名 称	值　域	数据类型	备　注
21	IBD-Q	总的来说,过去2周,保持或达到您想要的理想体重对您来说是一多大问题?		文本	① 是一严重问题;② 是一重大问题口;③ 是一明显问题口;④ 有些麻烦;⑤ 很少麻烦;⑥ 绝少麻烦;⑦ 没有麻烦
22		许多病人经常会因疾病而担心、忧虑,包括担心并发癌症、扭心病情不会好转、病情复发。总的来说,过去2周,您有多少时间感到这方面的担心、忧虑? 请选择一项:		文本	① 所有时间;② 大部分时间;③ 很多时间;④ 有些时间;⑤ 少部分时间;⑥ 很少时间;⑦ 完全没有
23		过去2周,您有多少时间因腹胀而烦恼? 请从下列选项中选择一项:		文本	① 所有时间;② 大部分时间;③ 很多时间;④ 有些时间;⑤ 少部分时间;⑥ 很少时间;⑦ 完全没有
24		过去2周,您有多少时间感到放松、没有压力? 请选择一项:		文本	① 所有时间;② 大部分时间;③ 很多时间;④ 有些时间;⑤ 少部分时间;⑥ 很少时间;⑦ 完全没有
25		过去2周,您有多少时间有便血的问题? 请选择一项:		文本	① 所有时间;② 大部分时间;③ 很多时间;④ 有些时间;⑤ 少部分时间;⑥ 很少时间;⑦ 完全没有
26		过去2周,您有多少时间因您的肠道问题而感到尴尬? 请选择一项:		文本	① 所有时间;② 大部分时间;③ 很多时间;④ 有些时间;⑤ 少部分时间;⑥ 很少时间;⑦ 完全没有
27		尽管肠道是空的,但仍感觉要上厕所,过去2周,您有多少时间为此而烦恼? 请选择一项:		文本	① 所有时间;② 大部分时间;③ 很多时间;④ 有些时间;⑤ 少部分时间;⑥ 很少时间;⑦ 完全没有

附

表

序号		数 据 元 名 称	值　域	数据类型	备　注
28	IBD - Q	过去 2 周,您有多少时间感到伤心流泪或心里难过？请选择一项：		文本	① 所有时间；② 大部分时间；③ 很多时间；④ 有些时间；⑤ 少部分时间；⑥ 很少时间；⑦ 完全没有
29		过去 2 周,您有多少时间因意外弄脏内裤而烦恼？请选择一项：		文本	① 所有时间；② 大部分时间；③ 很多时间；④ 有些时间；⑤ 少部分时间；⑥ 很少时间；⑦ 完全没有
30		过去 2 周,您有多少时间因肠道问题而感到愤怒？请选择一项：		文本	① 所有时间；② 大部分时间；③ 很多时间；④ 有些时间；⑤ 少部分时间；⑥ 很少时间；⑦ 完全没有
31		过去 2 周,您的肠道问题在多大程度上限制了您的性生活？请选择一项：		文本	① 所有时间；② 大部分时间；③ 很多时间；④ 有些时间；⑤ 少部分时间；⑥ 很少时间；⑦ 完全没有
32		过去 2 周,您有多少时间因恶心、胃部不适而烦恼？请选择一项：		文本	① 所有时间；② 大部分时间；③ 很多时间；④ 有些时间；⑤ 少部分时间；⑥ 很少时间；⑦ 完全没有
33		过去 2 周,您有多少时间感到急躁易怒？请选择一项：		文本	① 所有时间；② 大部分时间；③ 很多时间；④ 有些时间；⑤ 少部分时间；⑥ 很少时间；⑦ 完全没有
34	CAF - QoL	您的肛周会因为肛瘘感到剧烈的刺痛吗？		文本	① 从不；② 偶尔；③ 每周 1 次/几次；④ 每天；⑤ 每天多次
35		您是否因为瘘管感到肛周不舒服或坠胀吗？		文本	① 从不；② 偶尔；③ 每周 1 次/几次；④ 每天；⑤ 每天多次

序号		数 据 元 名 称	值　域	数据类型	备　注
36		您会感觉到从瘘管中排气体、液体或其他任何类型分泌物吗？		文本	① 从不；② 偶尔；③ 每周 1 次/几次；④ 每天；⑤ 每天多次
37		您会因为瘘管排出这些感觉瘘管周围皮肤痛吗？		文本	① 从不；② 偶尔；③ 每周 1 次/几次；④ 每天；⑤ 每天多次
38		您是或否会因瘘管而坐、站或行走受到限制？		文本	① 从不；② 偶尔；③ 每周 1 次/几次；④ 每天；⑤ 每天多次
39		我因为治疗肛瘘的药物副作用而烦恼		文本	① 完全不同意；② 不同意；③ 不确定；④ 同意；⑤ 完全赞同；⑥ 未用药
40		我因为瘘管手术的副作用而烦恼（例如疤痕、外观、伤口问题等）		文本	① 完全不同意；② 不同意；③ 不确定；④ 同意；⑤ 完全赞同；⑥ 未手术
41	CAF - QoL	我的挂线（线结/线/线圈）使我感到疼痛/不适/刺激		文本	① 完全不同意；② 不同意；③ 不确定；④ 同意；⑤ 完全赞同；⑥ 未挂线
42		关于您肛瘘的症状或目前治疗的效果，您还想说些什么吗？		文本	
43		我会因为肛瘘睡眠受到影响		文本	① 完全不同意；② 不同意；③ 不确定；④ 同意；⑤ 完全赞同
44		我会因为肛瘘避免与人近距离身体接触（拥抱、毗邻而坐等）		文本	① 完全不同意；② 不同意；③ 不确定；④ 同意；⑤ 完全赞同
45		肛瘘让我的性行为受到（或将受到）限制		文本	① 完全不同意；② 不同意；③ 不确定；④ 同意；⑤ 完全赞同

序号		数 据 元 名 称	值 域	数据类型	备 注
46		肛瘘使我的社交活动(见朋友/参加聚会,其他社交活动)受到限制		文本	① 完全不同意;② 不同意;③ 不确定;④ 同意;⑤ 完全赞同
47		肛瘘使我想做的运动/活动(例如游泳、骑车、跑步)受到限制		文本	① 完全不同意;② 不同意;③ 不确定;④ 同意;⑤ 完全赞同
48		肛瘘使我的旅行(开车,坐火车/飞机等)受到限制		文本	① 完全不同意;② 不同意;③ 不确定;④ 同意;⑤ 完全赞同
49		患肛瘘使我感到尴尬/羞愧		文本	① 完全不同意;② 不同意;③ 不确定;④ 同意;⑤ 完全赞同
50	CAF–QoL	我担心其他人会发现我有肛瘘		文本	① 完全不同意;② 不同意;③ 不确定;④ 同意;⑤ 完全赞同
51		肛瘘让我的工作或学习能力受到限制		文本	① 完全不同意;② 不同意;③ 不确定;④ 同意;⑤ 完全赞同
52		肛瘘使我在经济上遭受了损失		文本	① 完全不同意;② 不同意;③ 不确定;④ 同意;⑤ 完全赞同
53		肛瘘让我在离开家的时候,担心寻找或需要厕所		文本	① 完全不同意;② 不同意;③ 不确定;④ 同意;⑤ 完全赞同
54		因为肛瘘,我只去那些我知道有干净厕所和洗漱设施的地方		文本	① 完全不同意;② 不同意;③ 不确定;④ 同意;⑤ 完全赞同
55		因为肛瘘,我出去的时候必须带备用的内衣和湿巾		文本	① 完全不同意;② 不同意;③ 不确定;④ 同意;⑤ 完全赞同

序号		数据元名称	值　域	数据类型	备　注
56		因为肛瘘,我很难让自己感到保持干净		文本	① 完全不同意;② 不同意;③ 不确定;④ 同意;⑤ 完全赞同
57		我担心其他人可能能够闻到我的肛瘘排出的分泌物的味道		文本	① 完全不同意;② 不同意;③ 不确定;④ 同意;⑤ 完全赞同
58		肛瘘使我感到焦虑、抑郁、沮丧或绝望		文本	① 完全不同意;② 不同意;③ 不确定;④ 同意;⑤ 完全赞同
59	CAF－QoL	我担心我的瘘管永远无法愈合		文本	① 完全不同意;② 不同意;③ 不确定;④ 同意;⑤ 完全赞同
60		我担心有一天我可能会因为肛瘘而需要肠造口手术		文本	① 完全不同意;② 不同意;③ 不确定;④ 同意;⑤ 完全赞同;⑥ 目前我没有接受造口
61		我担心我的临时造口会因为肛瘘而变成永久性的造口		文本	① 完全不同意;② 不同意;③ 不确定;④ 同意;⑤ 完全赞同;⑥ 我没有临时造口;⑦ 我已经做了永久性造口

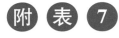

婴幼儿粪便性状

序号	数据元名称		值域	数据类型
1	儿童粪便性状	1 型	坚果状,颗粒样干硬粪便,很难排出	文本
2		2 型	腊肠状,表面凹凸	文本
3		3 型	腊肠状,表面有裂痕	文本
4		4 型	腊肠状或蛇状,表面光滑柔软	文本
5		5 型	柔软团块,边缘光滑,容易排出	文本
6		6 型	糊状便,松散碎片,边缘破槽	文本
7		7 型	水样便,无固体形状	文本
8	婴儿粪便性状	粪便量	尿布污迹,达尿布面积 25%,占尿布面积 25%～50%,超过尿布面积 50%	文本
9		粪便性状	水样便,软便,成形便,硬便	文本
10		粪便颜色	黄色,棕色,绿色,橙色,墨绿色,陶土色	文本

参考文献

Bekkali N, Hamers SL, Reitsma JB, et al. Infant stool form scale: development and results[J]. J Pediatr, 2009, 154(4): 521 - 526. el. doi: 10. 1016/j. jpeds. 2008. 10. 010.

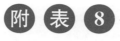

婴幼儿肛门功能评估量表

序号	数 据 元 名 称	值 域	数据类型
1	就诊时间	YYYY－MM－DD	时间
2	就诊类型	门诊,急诊,住院	文本
3	评估时间(年/月/日)	YYYY－MM－DD	时间
4	患儿的主要饮食构成	母乳,代乳品,混合喂养(母乳＋代乳品),辅食为主,成人饮食	文本
5	患儿排便频率(每天)	＜1 次/天,1～2 次/天,2～3 次/天,≥3 次/天	文本
6	患儿平时大便性状多数为(婴幼儿大便分类法)	尿布污迹,达尿布面积 25%,占尿布面积 25%～50%,超过尿布面积 50%; 水样便,软便,成形便,硬便; 黄色,棕色,绿色,橙色,墨绿色,陶土色	文本
7	患儿平时大便性状多数为(布里斯托大便分类法)	1 型,2 型,3 型,4 型,5 型,6 型,7 型	文本
8	患儿能否主动表达便意?	能,有时,否	文本
9	患儿控制排便的能力	良好,较差,不能控制,无法判断	文本

序号	数据元名称	值　域	数据类型
10	患儿是否有喷嚏、咳嗽、活动或不定时漏出液体、固体大便或气体？	有,很少,无	文本
11	患儿因污粪更换衣物或尿布的频率？	经常(≥3 次/天),很少(1～2 次/天),无(0 次)	文本
12	是否有因为异常漏粪而限制患儿的饮食？	有,很少,无	文本
13	是否因异常漏粪而影响患儿正常生活或玩耍？	有,很少,无,不适用	文本
14	是否需使用控便药物或其他治疗来改善患儿粪便质地或减少排便次数？	是,很少,否	文本
15	总评分		文本

参考文献

[1] Bekkali N, Hamers SL, Reitsma JB, et al. Infant stool form scale：development and results. J Pediatr. 2009 Apr；154(4)：521－526. el. doi：10.1016/j.jpeds.2008.10.010.

[2] Heikkinen M, Rintala R, Luukkonen P. Long-term anal sphincter performance after surgery for Hirschsprung's disease[J]. J Pediatr Surg, 1997，32(10)：1443－1446. doi：10.1016/s0022-3468(97)90557-1.

[3] 李正,王练英,王维林,等.先天性无肛术后远期排便功能综合评定[J].中华小儿外科杂志,1990,11(5)：283－285.

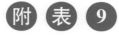

婴幼儿疼痛评分量表

序号	数据元名称	值　域	数据类型
1	宝宝平时面部表情	微笑或无特定表情,偶尔面部扭曲或皱眉,持续颤抖下巴/缩紧下颚/皱紧眉头	文本
2	宝宝腿部活动	正常体位或放松状态,不适/无法休息/肌肉或神经紧张/肌体间断弯曲或伸展,踢或拉直腰/高张力/扩大肌体弯曲/伸展/发抖	文本
3	宝宝活动度	安静平躺/正常体位/可顺利移动,急促不安/来回移动/紧张/移动犹豫,卷曲或痉挛/来回摆动/头部左右摇动/揉搓身体某部分	文本
4	宝宝哭闹程度	不哭不闹,呻吟或啜泣/偶尔哭泣/叹息,不断哭泣/尖叫或抽泣/呻吟	文本
5	宝宝是否需要安慰	平静的/满足的/放松/不要求安慰,可通过偶尔身体接触消除疑虑/分散注意,安慰有困难	文本

参考文献

Lewis T,Shayevitz JR,Malviya S. The FLACC:a behavioral scale for scoring postoperative pain in young children. Pediatr Nurs,1997,23(3):293-297.

附 表 ⑩

疗 效 判 定

序号	数据元名称	值　域	数据类型	备　注
1	疗效判定	痊愈,显效,有效,无效	文本	痊愈：创面愈合,症状体征消失； 显效：创面愈合,症状体征明显改善； 有效：创面未愈合,症状体征有所改善； 无效：创面未愈合,症状体征改善不明显

附 表 11

患者满意度量表

序号		数据元名称	值域	数据类型	备注
1	专业技术指标	门诊诊疗行为		数值	1分：不满意；2分：一般；3分：较满意；4分：满意
2		病情沟通与告知		数值	
3		术后并发症处理（疼痛、出血、排便等）		数值	
4		创面愈合质量		数值	
5		肛门控制力		数值	
6		复发（随访6个月时）		数值	
7	就医体验	医院整体环境		数值	
8		病区设备设施		数值	
9		病区环境		数值	
10		手术室环境		数值	
11		辅助检查的便捷度		数值	
12		出入院办理流程		数值	
13	医护服务能力	医护人员的专业能力		数值	

序号		数 据 元 名 称	值 域	数据类型	备　注
14	医护服务能力	医护人员的服务态度		数值	1分：不满意；2分：一般；3分：较满意；4分：满意
15		医患间的沟通熟悉程度		数值	
16		医护人员的人文关怀		数值	
17		总评分		数值	—

主要参考文献

［1］Bekkali Noor，Hamers Sofie L，Reitsma Johannes B，et al. Infant stool form scale：development and results[J]. J Pediatr，2009，154：521－526. e1.

［2］Heikkinen M，Rintala R，Luukkonen P. Long-term anal sphincter performance after surgery for Hirschsprung's disease[J]. J Pediatr Surg，1997，32：1443－1446.

［3］Merkel S I，Voepel-Lewis T，Shayevitz J R，et al. The FLACC：a behavioral scale for scoring postoperative pain in young children[J]. Pediatr Nurs，1997，23：293－297.

［4］克罗恩病肛瘘共识专家组. 克罗恩病肛瘘诊断与治疗的专家共识意见[J]. 中华炎性肠病杂志（中英文），2019，3（2）：105－110.

［5］李文儒，袁芬，周智洋. 克罗恩病肛瘘的影像学诊断[J]. 中华胃肠外科杂志，2014，17（3）：215－218.

［6］李正，王练英. 先天性无肛术后远期排便功能综合评定[J]. 中华小儿外科杂志，1990，11（5）：283－285.

［7］中华人民共和国国家卫生和计划生育委员会. 中华人民共和国卫生行业标准 WS 445.10—2014 电子病历基本数据集[S]. 北京：中国标准出版社，2014.

［8］中国医师协会肛肠医师分会临床指南工作委员会. 肛瘘诊治中国专家共识（2020 版）[J]. 中华胃肠外科杂志，2020，23（12）：1123－1130.

［9］中华医学会消化病学分会炎症性肠病学组. 炎症性肠病诊断与治疗的共识意见（2018 年·北京）[J]. 中国实用内科杂志，2018，38（9）：796－813.